CONTRIBUTION A L'ÉTUDE

DES ANOMALIES

DES

CLOISONS CARDIAQUES

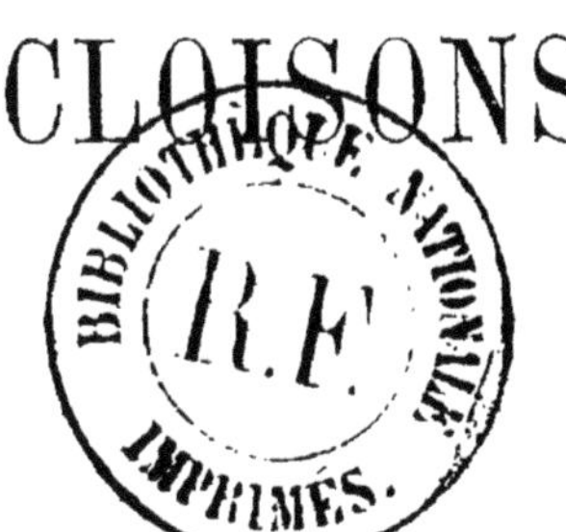

PAR

Charles POCHÉ,

Docteur en médecine de la Faculté de Paris,
Aide-major stagiaire au Val-de-Grâce.

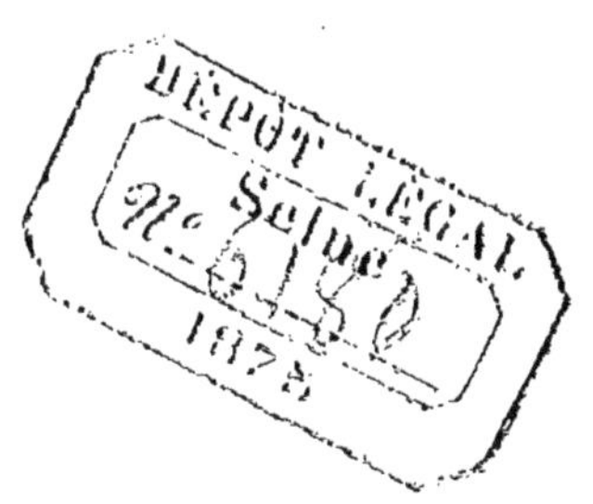

PARIS

ADRIEN DELAHAYE, LIBRAIRE-ÉDITEUR

Place de l'Ecole-de-Médecine.

1875

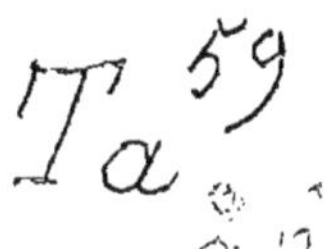

CONTRIBUTION A L'ÉTUDE

DES

ANOMALIES DES CLOISONS CARDIAQUES

L'histoire des anomalies du cœur en général, comprend une bibliographie si étendue que nous ne chercherons pas à citer tous les auteurs qui s'en sont occupés. M. Gintrac, dans son article Cyanose du Nouveau dictionnaire de médecine et de chirurgie pratiques, donne une liste d'ouvrages à consulter fort longue et cependant incomplète. Nous ne signalerons que les auteurs les plus importants, et les plus récents.

Nous dirons peu de chose de l'historique. C'était chez les anciens, dit M. Raynaud (Nouv. dict. de méd. et de chir. pratiques) une opinion fort accréditée que le cœur n'est jamais malade. On comprend du reste que tant que la physiologie de la circulation fut inconnue, l'attention ne fut jamais appelée sur les maladies du cœur, et alors même que certains symptômes devaient frapper les yeux des médecins, tels que la cyanose et l'œdème, on ne songeait point à les rattacher à une lésion cardiaque. La découverte même de Harvey ne fut généralement acceptée que dans la seconde moitié du XVIIe siècle et dès lors, la pathologie du cœur entra dans une voie réellement scientifique. Sénac, le premier (1749), et Morgagni ensuite (1789) ont rapporté des observations de cyanose, avec la description des lésions anatomiques de l'organe central de la circulation. Un nouvel essor fut imprimé à ces études par la découverte de la percussion et de l'auscultation.

Enfin, basés sur des données anatomiques précises, sur des signes matériels définis, parurent les ouvrages de Andral, Cruveilhier, Aran, Forget, Gendrin, Racle, de MM. Bouillaud, Piorry en France, d'Elliotson, Stokes, Hope en Angleterre, de Rokitansky, Fœrster, Virchow, Hamernik, Bamberger, Friedreich en Allemagne.

Citons plus près de nous les recherches de M. Marey, dont les résultats, pénètrant dans la clinique, tendent à se généraliser de jour en jour.

Il vient de paraître, à Vienne (1875), une monagraphie de M. de Rokitansky, sous ce titre : *Die Defecte der Scheidewände des Herzens*. Nous la mettrons également à profit.

La critique des faits, au point de vue de la pathogénie et de la classification des anomalies cardiaques, exige une connaissance préalable du développement du cœur chez le fœtus.

Nous consacrerons donc un chapitre à l'embryogénie du cœur. Nous le ferons suivre d'une grande quantité d'observations, empruntées les unes à la littérature, et les autres inédites, au service de M. Parrot.

Nous examinerons chemin faisant quelques théories pathogéniques.

Mais notre sujet non délimité serait tellement vaste que nous entendons le restreindre.

Les défectuosités de la paroi interventriculaire et des gros troncs artériels sortant du cœur, constitueront presque exclusivement la matière de notre travail.

Nous remercions avant tout, notre maître M. Parrot, et notre ami le Dr Coyne, de leurs savants et bienveillants conseils.

PREMIÈRE PARTIE

Développement du cœur.

On comprend aisément que l'étude du développement du cœur n'ait pas été suivie chez les mammifères, d'une façon aussi minutieuse et aussi précise que chez les autres animaux. L'ignorance où l'on est du moment exact de la fécondation de l'œuf des mammifères en fournit une raison (1). On est toutefois arrivé, sur ce point, à une assez grande précision, comme nous le verrons ultérieurement. Ce sera surtout d'après ce qui a été observé jour par jour et heure par heure dans l'œuf des oiseaux, à partir du premier moment de l'incubation, que nous tracerons l'histoire de l'évolution de l'organe central de la circulation. Ce sont du reste les oiseaux dont le cœur se rapproche le plus de celui des mammifères.

Cependant les faits se succédent avec une telle rapidité dans l'embryon du poulet, que l'on ne peut évidemment conclure à une identité absolue dans l'embryon humain chez lequel les phénomènes correspondants évoluent avec une lenteur relativement extrême.

M. Luton, dans son article Cœur, du dictionnaire de Jaccoud, dit que l'on appelle cœur tout organe creux situé sur le trajet d'un vaisseau et communiquant avec lui, à parois contractiles et doué d'un mouvement alternatif d'expansion et de contracture, en vertu duquel il donne à

(1) A. Béclard. Dict. en 30 vol., 1834.

son contenu une propulsion dans une direction déterminée. A ce point de vue l'idée de cœur se trouve réalisée sous plusieurs formes différentes, comme on le constate par l'anatomie comparée. On peut au moins en distinguer trois principales : cœur tubuleux, cœur vésiculeux simple et cœur à plusieurs cavités. Un point sur lequel nous voudrions insister est celui-ci : L'embryogénie (1) montre qu'avant d'atteindre son état définitif, le cœur le plus complexe a passé successivement, ainsi que son bulbe aortique, par tous les degrés d'organisation dont la série animale nous offre les formes permanentes.

Aussi les formes les plus variées d'anomalies cardiaques ont été observées dans l'espèce humaine. Nous ne citerons que pour mention l'absence complète de cœur, chez certains monstres acéphales ; et d'autre part la duplicité, dont on avait rapporté trois cas avant M. I. Geoffroy Saint-Hilaire (Plazzoni, Chaussier et Adelon, Collomb). Cet illustre tératologiste conseille de ne tenir aucun compte de ces observations. Elles manqueraient d'authenticité. Néanmoins, il fait remarquer que ces cas qui n'ont jamais été vus chez l'homme ont pu l'être chez les oiseaux (2). Quant à l'absence complète du cœur, on conçoit qu'elle soit incompatible avec la vie. Elle peut se voir chez un monstre acéphale, et sous ce rapport, elle montre que la circulation peut se faire sans l'action du cœur (3). Dans ce cas là celle-ci a lieu par la simple contractilité des parois des vaisseaux. Du reste, les naturalistes ont tenté de faire

(1) Coste. Histoire générale et particulière du développement des êtres organisés. Paris, 1847.

(2) I. Geoffroy Saint-Hilaire. Anomalies de l'organisation, t. I, p. 725.

(3) Acardie et acéphalie coïncident assez constamment pour qu'un auteur (Elben) ait cru pouvoir donner à un travail le titre suivant : De acephalis sive monstris corde carentibus. Cette règle souffre des exceptions (Meckel). On a vu des acéphales ayant un cœur, et des acardiaques ayant la tête plus ou moins développée (P. H. Bérard, Dict. en 30 vol., 1834.)

descendre quelque peu le cœur de son rang si important, et de sa dignité d'organe. Ce petit dénigrement qui n'atteint en rien l'importance que les pathologistes doivent attribuer à cet organe, est curieux à connaître.

Serres (1), après avoir combattu le principe (centrifuge) d'Aristote, suivant lequel les développements devaient procéder dans leur superposition du centre à la circonférence, pose au contraire la loi de développement centripète et celle de symétrie ou de dualité primitive des organes. Nous ne nous occupons en ce moment que de la première. Le système vasculaire, dit-il, n'est point produit par l'action lente du cœur qui aurait creusé lui-même dans les parties les routes que le sang devrait parcourir. L'ancienne expression de *primum vivens* n'est donc pas exacte. Le cœur loin de préexister aux vaisseaux leur succède. Et plus loin : Pour peu qu'on fasse des réflexions sur les formations primitives, on verra que l'animal peut d'abord exister sans cœur, qu'il peut exister quoique cet organe soit privé des artères et des veines au moment où il devient perceptible ; qu'il n'y a pas d'abord de fluide vital qui soit projeté dans toutes les parties et qui de toutes les parties revienne au point central d'où il était parti ; que si ce fluide existait, il ne pourrait ni être projeté, ni même être contenu par le cœur puisque le canal qui le constitue dès son début est percé de toutes parts. Nous pouvons dire enfin, que le cœur n'est pas le principe de toute vie et de tout mouvement (p. 276).

Et M. I. Geoffroy St-Hilaire (*loco citato*) : « Le cœur n'est plus l'organe premier créé, *primum saliens*, et lui-même créateur de tous les autres (T. I. p. 723). »

Ces déclarations, dont nous ne nous exagérons pas la portée, seront mises à profit plus tard. Il ne faut pas non

(1) Principes d'embryogénie, de zoogénie et de tératologie, p. 206 et seq.

plus prendre à la lettre, la prétention qu'ont les naturalistes d'expliquer tous les vices de conformation du cœur par un arrêt de développement de cet organe. Voici comment s'exprime Serres (*loco cit.* p. 500 à 530) : Dans les nombreuses anomalies d'arrêt du cœur chez les vertèbrés supérieurs et chez l'homme, ne reconnaissez-vous pas d'abord le cœur si simple des crustacés et des insectes, puis celui des mollusques, puis celui des poissons et des reptiles, puis enfin celui des oiseaux? Dans ces cas dont la tératologie est si riche, n'est-ce pas toujours une suspension dans la marche des développements qui leur donne naissance? Ne sont-ce pas toujours les lois de l'embryogénie qui en donnent une explication nette et précise?

La question, comme le fait observer M, Raynaud, dans le Dictionnaire de Jaccoud, est très-complexe. Certainement, la proposition de Serres est vraie dans quelques cas déterminés, mais dans d'autres, elle n'exprime pas la réalité des faits. On conçoit très-bien que chez l'embryon humain, un cœur tubuleux représente celui des annélides, qu'un cœur vésiculeux simple représente celui des échinodermes, qu'un cœur à un ventricule et une oreillette, rappelle celui des batraciens (1), etc., toutes anomalies plus ou moins incompatibles avec la vie. Mais il reste encore en dehors de ces cas simples, une quantité de cas où la disposition des diverses parties du cœur est sans analogie avec celle de n'importe quel être de la création. Et alors il faut faire la part de la maladie; mais quelle sera cette part! Comment débrouiller, en cela nous sommes de l'avis de M. M. Raynaud, ce qui revient à l'arrêt du développement de ce qui lui a été surajouté par la maladie. Une défectuosité primitive en amène une seconde : elles réagissent l'une sur l'autre. Ou bien une inflammation se localise

(1) E. Gintrac. Cyanose, 1824, Paris, 46.

sur un point du cœur fœtal, elle y détermine une lésion, qui à son tour, n'est pas inactive. Comment distinguer, dans le premier cas, le défaut primitif et dans le second, ce qui tient à un arrêt d'évolution, de ce qui est le produit soit d'une perte de substance, soit d'une hyperplasie pathologiques? Il est bien entendu qu'il faut en outre, différencier de ces anomalies du cœur de l'enfant mort-né ou nouveau-né, ou du moins congénitales, et ayant donné lieu dès le début de l'existence, à des symptômes particuliers, les lésions qui s'observent chez les adultes ou les vieillards. Dans ces cas, lorsque ces lésions se rapprochent de celles du fœtus, il faut distinguer soigneusement si elles ont une origine congéniale ou si elles sont développées depuis plus ou moins de temps par une cause pathologique. Il y a donc des cas où les lésions se manifestent dès la naissance, soit par des signes spéciaux, soit parce que le fœtus est mort-né; il y en a d'autres où les signes perceptibles dès la naissance n'amènent pas immédiatement la mort, mais s'accentuent soit d'une façon continue, soit avec des rémissions, et permettent aux porteurs de ces lésions d'arriver à quelques années ou à l'adolescence; enfin, dans une autre série de faits, il y a intégrité apparente ou réelle des fonctions cardiaques pendant un certain temps, jusqu'à ce que, subitement ou insensiblement, il se manifeste des symptômes de lésions profondes de l'organe central de la circulation. Nous ne sommes pas aussi exclusif que Serres qui prétend expliquer tout par l'étude du développement, ni que M. Maurice Raynaud qui, à notre avis, exagère un peu la difficulté qu'il peut y avoir à reconnaître l'origine d'une anomalie cardiaque.

Nous empruntons à Serres (1) et à M. de Rokitansky (2),

(1) Loco citato.
(2) Die Defecte der Scheidewände des Herzens. Wien, 1875.

et Prévost et Lebert (1), la description que nous allons donner de l'embryologie du cœur du poulet.

Tous les phénomènes se passent ici avec une grande rapidité : Les vaisseaux qui apparaissent les premiers, au bout de quelques heures, n'ont aucun rapport avec le cœur, l'appareil de la circulation primitive est toujours en repos. La membrane vasculaire et le cœur continuent pendant quelque temps, chacun de son côté, leur propre développement. Le cœur prend rapidement une forme vésiculaire et s'ouvre par en bas, par deux larges ouvertures qui débouchent dans le champ transparent, et en haut par deux troncs, rudiments futurs de la crosse de l'aorte.

Le cœur n'a la figure conique ou triangulaire que jusqu'au milieu du deuxième jour.

Dès le commencement du troisième jour, avec une température d'incubation de 37° à 39°, le cœur présente la forme d'un canal en fer à cheval, dont la convexité se dilate et se déjette à droite, tandis que les deux branches se rapprochent et se dirigent parallèlement en haut et à gauche.

Un fer à cheval appliqué sur la poitrine d'un homme de telle sorte que la convexité soit placée sur le mamelon droit, et que les deux branches, dans un même plan soient dirigées vers la clavicule gauche, donnerait une idée de cette disposition.

Cette évolution s'accompagne de dilatation dans certains points : le canal cardiaque ressemble à un intestin bosselé. A la quarante-huitième heure le cœur prend la forme d'une cornemuse, les dilatations étant séparées par des éperons qui délimitent déjà les quatre cavités qui le constitueront plus tard.

Par l'avénement des veines ascendantes et descendantes

(1) Annales des sciences naturelles, 1844. Zoologie, 3e série, t. II, p. 235 et seq.

le cœur cesse d'être isolé. Mais sa partie supérieure ne se met que plus tard en communication avec les deux aortes, c'est-à-dire de la quarantième à la soixante-douzième heure.

Voici comment se fait cet abouchement. Rappelons-nous d'abord la loi de dualité posée par Serres, et pleinement admise par Coste; c'est ainsi que le système vasculaire tout entier, dépouillé de toute symétrie chez l'adulte, a pourtant présenté, pendant une certaine période, tous les caractères d'une régularité géométrique. L'aorte unique des vertébrés supérieurs n'est que le résultat de la fusion de deux vaisseaux distincts qui se réunissent sur la ligne médiane du corps, perdant ainsi le caractère bilatéral qu'ils partageaient avec les veines azygos leurs satellites; caractère bilatéral dont les batraciens et les reptiles conservent d'une manière permanente des traces plus ou moins affaiblies.

Deux artères viennent donc pour constituer l'aorte qui doit prolonger le cœur dans tout le tronc. Arrivées au tiers de la région dorsale, elle se rapprochent l'une de l'autre, et se pénètrent sur un espace très-limité; puis elles se séparent de nouveau, montent jusqu'à la base de la tête, et de là descendent, la droite se portant dans la corne droite du cœur, et la gauche à la branche de la corne cardiaque gauche qui constitue la racine de l'artère pulmonaire.

Le point de réunion des veines est marqué par une dilatation particulière du canal cardiaque, analogue à la dilatation qui s'opère sur l'aorte et que l'on appelle bulbe aortique. Le bulbe veineux est désigné sous le nom de bulbe de la veine cave. Entre lui et la dilatation de l'oreillette droite existe un sillon que l'on peut nommer détroit veineux (fretum Serresii), de même que l'on nomme détroit de Haller, le sillon qui sépare le bulbe aortique de la dilatation qui sera le ventricule gauche.

Ces parties constituantes sont modifiées dans leur situation respective par le mouvement que subit l'embryon : à partir de la quarante-huitième heure, celui-ci quitte la position droite qu'il avait jusqu'à cette époque et s'incline en s'infléchissant sur le côté gauche. Il en résulte mécaniquement une ascension de la veine descendante droite, et un abaissement de la veine descendante gauche. Or, la veine descendante droite tirant dans sa direction l'ouverture cardiaque à laquelle elle s'insère, entraîne de son côté la portion veineuse du cœur qui, par l'action de ce mécanisme, devient antérieure et droite, tandis que la portion artérielle du même organe devient postérieure et se place sur le côté gauche de l'embryon (1).

Au troisième jour de l'incubation, une dilatation ovale dessine nettement l'oreillette droite. En avant du bulbe de la veine cave, et au-devant de l'oreillette apparaît une seconde dilatation plus petite : c'est le ventricule veineux. Entre eux le canal cardiaque se rétrécit beaucoup et forme un pédicule de communication : c'est le canal auriculo-ventriculaire. A partir de ce moment, les troisième et quatrième jours l'oreillette exécute en haut et en avant un demi-mouvement de rotation qui la place au-dessus du ventricule, qu'elle recouvre en totalité. Mais en même temps il y a concentration et coarctation, de telle sorte que le canal auriculo-ventriculaire s'efface et se convertit en une ouverture de communication de l'une des vésicules à l'autre.

Vers l'extrémité aortique, le mouvement de concentration donne naissance d'abord au ventricule gauche, et c'est vers le quatrième jour que le détroit de Haller devient

(1) Serres. Loc. cit.. p. 256 et seq.

très-apparent entre lui et le bulbe de l'aorte. Vers la fin du cinquième jour, le ventricule gauche a rejoint le droit et ces deux cavités sont adossées l'une à l'autre, ne formant ainsi qu'une cavité divisée en bas par un éperon.

MM. Prévost et Lebert (1) sont fort embarrassés pour décrire la formation des cloisons intra-cardiaques. « Nous signalerons, disent-ils, une lacune dans la science sur laquelle malheureusement notre attention n'a été attirée que trop tard : c'est l'étude du mode de formation des parois de séparation des diverses cavités du cœur. »

C'est de l'éperon situé en bas du ventricule commun que part la cloison musculeuse qui, s'élevant du plancher à la voûte de cette poche, la divise en deux cavités indépendantes.

« Les crocodiliens, dit Serres, (2) les oiseaux et les mammifères sont les seuls animaux chez lesquels les deux ventricules soient entièrement indépendants l'un de l'autre, par la raison que, chez eux seulement, la cloison interventriculaire se complète par deux ordres de faisceaux dont l'un est ascendant et l'autre descendant.

« Supposez maintenant que les faisceaux musculaires qui composent cette cloison interventriculaire soient indépendants les uns des autres et se croisent en divers sens, vous aurez alors, non plus une paroi unique, mais une cloison à clairevoie qui permettra la communication facile d'une cavité à l'autre. C'est le cas du brochet, du saumon, de l'espadon. »

C'est au commencement du troisième jour que la cloison interventriculaire fait sa première apparition chez le poulet, et comme la cloison interventriculaire, elle est constituée dès le cinquième jour, par un treillage de petites

(1) Loc. cit., p. 235.
(2) Loc. cit., p. 497 et seq.

bandes musculaires, que Lindes (1) a découvert le premier, suivant Rokitansky. La cloison interventriculaire ne se montre qu'à la fin du troisième, (Rokitansky) ou même du cinquième jour (Serres). C'est donc une différence entre le cœur du poulet et celui de l'embryon humain, chez lequel l'apparition et le développement du septum interventriculaire sont plus précoces et plus rapides que ceux du septum interauriculaire (2). On serait donc conduit à un jugement erroné si l'on voulait tirer des déductions de pathologie humaine d'après l'étude exclusive du cœur du poulet. En effet, l'inocclusion du trou de Botal est beaucoup plus fréquente dans l'espèce humaine que la persistance d'une ouverture interventriculaire : la raison en est dans la précocité et la rapidité du développement du septum interventriculaire, et dans la lenteur relative de l'oblitération du trou de Botal, chez l'homme. Cette raison ferait absolument défaut si l'on ne considérait que le cœur du poulet, où les deux phénomènes se passent en sens inverse.

A la fin du sixième jour chez le poulet, et du deuxième mois chez le fœtus humain, le septum interventriculaire est complet.

Le septum interauriculaire et le septum interventriculaire sont dans le même plan : tous deux, (avant d'être complets) ont la forme d'un croissant, dont les cornes s'insèrent aux lèvres du trou auriculoventriculaire. Le premier ayant sa convexité tournée en haut, le second ayant sa convexité tournée en bas (3). Ils délimitent entre leurs deux concavités une ouverture que viennent rétrécir

(1) Lindes. Beitrag zur Entwickelungsgeschichte des Herzens, Dorpat, 1865.

(2) Le septum interventriculaire est complet à la fin du deuxième mois, tandis que le septum inter-auriculaire ne commence à se former qu'au troisième mois.

(3) Rokitansky. Loc. cit.

dans son milieu les lèvres du canal auriculo-ventriculaire.

Quant à la division du bulbe, voici comment elle se fait : au commencement du cinquième jour il s'élève sur sa face interne, au-dessus du point d'insertion de l'angle antérieur du septum interventriculaire, un petit bourrelet allongé qui s'accroît à droite et en avant, de telle sorte que le bulbe se trouve divisé en une partie antérieure gauche, l'artère pulmonaire, et une partie postérieure droite, l'aorte. Ce bourrelet allongé ne vient pas diviser la lumière du bulbe par une cloison dirigée en ligne droite : il forme au contraire une concavité tournée en arrière vers l'aorte, et une convexité tournée en avant vers l'artère pulmonaire. La cloison du bulbe se trouve complétée par un autre bourrelet provenant de la paroi postérieure du bulbe, au-dessous du premier.

Quand la cloison est complète, les ouvertures des deux troncs vasculaires sont entièrement séparées. Alors le septum interventriculaire tombe entre l'embouchure des deux troncs artériels, de telle façon qu'il embrasse la lumière de l'aorte à gauche et en avant de lui.

L'aorte naissait donc des deux ventricules à la fois tant que subsistait leur ouverture de communication. L'artère pulmonaire n'est point encore distincte de l'aorte à cette époque, et comme nous venons de le voir, la séparation complète des ventricules et celle des troncs artériels se font en même temps.

Le développement du cœur et sa situation à gauche sont-ils indépendants du siége de l'aorte à droite ou à gauche ? Dans le poulet et les autres oiseaux, la crosse aortique se recourbe à droite, bien que le phénomène de rotation se soit fait à gauche comme chez les mammifères. Cependant lorsque chez l'homme on a vu la transposition du cœur, l'aorte conservant avec lui sa situation relative s'est recourbée à droite.

La connaissance exacte des cloisons de séparation des cavités cardiaques, ainsi que des rapports que présentent relativement entre eux les troncs vasculaires qui en partent, est indispensable pour l'étude des anomalies ; mais on trouve tous les détails de ces faits dans nos traités classiques d'Anatomie descriptive, et en première ligne dans les ouvrages de Cruveilhier et de M. Sappey ; nous nous abstiendrons, par conséquent, de rapporter une description détaillée des cloisons inter-auriculaire et inter-ventriculaire, ainsi que des troncs artériels aortique et pulmonaire. M. de Rokitansky (*loco citato*) a également consacré plusieurs pages à cette étude. Nous nous contenterons de rappeler que, à la partie supérieure de la cloison inter-ventriculaire, il existe une petite portion membraneuse, non charnue, découverte à l'état physiologique d'abord par Thurnam (*the undefended space*) (1), puis décrite, en 1835, par Hauska (2), sous le nom de *Septum membranaceum, pars membranacea septi*. Selon Hauska, elle serait simplement constituée par deux feuillets de l'endocarde appartenant à chacun des ventricules ; mais Albini et de Rokitansky prétendent qu'elle est beaucoup plus solide et qu'elle comprend, entre ses deux feuillets endocardiques, une membrane fibreuse. Elle est, d'après Luschka (3) large de 11 à 20 millimètres, haute de 4 à 15 millimètres. Reinhardt (4) donne des chiffres peu différents. Elle occupe l'espace compris entre la valvule aortique postérieure et la droite, sous la forme d'un triangle dont l'angle supérieur s'étend entre les deux valvules, et l'angle postérieur sous la valvule postérieure. Elle sert d'insertion à la partie charnue du septum ; c'est son tendon (Luschka).

(1) Thurnam. Med. chir. Transact., 1868, v. XXI.
(2) Hauska. Wiener med. Wochenschr., n° 9.
(3) Luschka. Anatomie d. M., 1 Bd., 2 Abt., 1863.
(4) Reinhardt. Virchow's Archiv, Bd. XII, 1857.

On a exprimé, dit de Rokitansky, une erreur au sujet de cette portion membraneuse en la considérant comme le siége des défectuosités de la partie supérieure de la cloison. Nous ne suivrons pas cet auteur dans sa discussion, ne considérant pas comme capitale la distinction qu'il veut établir. Nous verrons du reste plus tard en quoi elle consiste.

Nous allons voir, dans le développement du cœur des mammifères, les plus grandes analogies avec ce que nous venons de rapporter au sujet des oiseaux.

Le cœur représente à son début, chez les mammifères, un cylindre oblong d'abord tout à fait droit, terminé en haut et en bas par deux branches, les inférieures représentant les veines omphalo-mésentériques, les supérieures les deux arcs aortiques primitifs (1).

Le cœur et les troncs vasculaires qui en partent ne sont pas creux au début. Mais les éléments qui les constituent ne tardent pas à se condenser, et à l'intérieur il se forme une cavité, sans qu'on puisse dire que celle du cœur primitif apparaisse avant celles des quatre vaisseaux qui en partent.

Mais le canal cardiaque ne reste pas longtemps droit. Ici, comme nous l'avons vu chez les oiseaux, il ne tarde pas à devenir très-sinueux, à se recourber en *S* italique, et à subir une torsion sur son axe, de telle sorte qu'il se dirige d'abord à droite, en haut et en arrière, puis en avant, en bas et à gauche ; enfin en haut et en arrière. Ainsi, de deux convexités qu'il forme, la première regarde en haut, à droite et en arrière, la seconde en bas, à gauche et un peu en avant.

En même temps que ces changements de direction se produisent des dilatations ; la première, au niveau du pre-

(1) L'embryon étant placé sur la face dorsale, la face ventrale regardant l'observateur.

mier coude, forme le sac veineux; la seconde, au niveau du coude gauche, forme le sac ventriculaire; enfin, la troisième, dans la portion ascendante, porte le nom de bulbe aortique. Le rétrécissement qui existe entre la première et la seconde dilatation a été appelé canal auriculaire. Celui qui existe entre la seconde et la troisième est désigné sous le nom de détroit de Haller.

Le sac veineux se développe de la façon suivante : sur le premier renflement situé, à droite et en arrière, apparaissent deux saillies latérales qui, d'après Valentin et Rathke, ne sont que des appendices auriculaires, le sac veineux représentant la cavité commune des deux oreillettes. Cette cavité moyenne reste longtemps simple (1); la séparation du sac ventriculaire est complète, lorsque débute la cloison qui divise le sac auriculaire en deux oreillettes. Cette cloison croît de bas en haut et d'arrière en avant, et s'allonge davantage en avant et en arrière que la partie moyenne, d'où l'existence d'une échancrure médiane semi-lunaire.

Le tronc commun des veines qui venait déboucher dans le sac veineux, se trouve de plus en plus absorbé par suite du développement de ce dernier. Il disparaît même complètement, d'où il résulte que les deux veines s'ouvrent isolément dans l'oreillette. Un fait concourt à augmenter la séparation de ces troncs veineux, c'est l'apparition de la valvule d'Eustachi qui part du bord antérieur et inférieur, et qui dirige le cours du sang de la veine cave vers la moitié gauche de la paroi postérieure du sac veineux; puis apparaît la valvule du trou ovale qui, partant du bord postérieur et supérieur, marche à la rencontre de la cloison que nous avons signalée.

Le développement du sac ventriculaire est plus précoce :

(1) Chez l'embryon du poulet, elle commence à se diviser avant la trente-sixième heure.

ses parois s'épaississent rapidement. On remarque un sillon à sa surface, premier indice de sa séparation en deux ventricules. A cette scission extérieure correspond l'apparition d'une cloison intérieure : elle naît, aux environs de la quatrième semaine, sous la forme d'une saillie qui s'élève de la concavité du renflement ventriculaire vers le bulbe aortique, et vers le canal auriculaire. Lorsque la cloison des ventricules a atteint la cavité du renflement ventriculaire, elle divise en deux le canal auriculaire et en fait deux orifices, l'un situé à droite et l'autre à gauche.

Il est à remarquer que pendant cette période, le ventricule, en se développant, a absorbé en partie le détroit de Haller et le canal auriculaire, d'où il est résulté un accolement assez exact de ces deux parties. Aussi, lorsque la cloison inter-ventriculaire, par son développement, amène la séparation des orifices auriculo-ventriculaires, l'orifice du bulbe aortique se trouve compris dans cette division progressive, et le détroit de Haller donne naissance à deux conduits : l'un droit et l'autre gauche.

Le bulbe aortique subit également des modifications importantes (1). S'il persiste (2) chez les vertébrés inférieurs, il disparaît chez les mammifères et les oiseaux. Cette portion se tord d'abord en spirale, puis dans son intérieur se développe une cloison qui en forme deux canaux tordus sur eux-mêmes, sans que cette division apparaisse d'abord à l'extérieur; elle ne devient manifeste que plus tard. On ne connaît rien sur le développement des valvules sigmoïdes des orifices de ces deux canaux.

(1) Bischoff. Traité du développement de l'homme et des mammifères, Paris, 1843, p. 257 et seq.

(2) Sabatier. Thèse pour le doctorat ès-sciences naturelles, Paris, 1873. Chez les grenouilles, le bulbe est divisé en deux par une cloison ; une division conduit dans l'aorte, l'autre dans l'artère pulmonaire.

Avant de subir des modifications si importantes, le bulbe aortique a passé par une série de changements. Les deux arcs aortiques qui naissent de sa partie antérieure ne restent pas longtemps simples. Il se forme rapidement plusieurs arcs vasculaires situés en arrière les uns des autres. Prenant naissance au bulbe aortique, ils contournent la cavité pharyngienne et se réunissent le long de la colonne vertébrale, de chaque côté. Plus bas ils convergent pour former le tronc de l'aorte Il en résulte que ce tronc aortique peut être considéré comme un vaisseau secondaire : les deux vaisseaux parallèles, dont nous venons de parler, formés par les anastomoses existant entre les extrémités externes des arcs aortiques, représentent en effet ses deux racines primitives. Ces deux racines aortiques sont importants à étudier. On peut également les considérer, si on les prend à leur point de départ du bulbe aortique, comme formant les anastomoses antérieurs des arcs aortiques les plus élevés, du quatrième avec le troisième, du troisième avec le deuxième, et du deuxième avec le premier. C'est cette considération qui permet de diviser les racines aortiques en deux portions : 1° une partie ascendante formée par les anastomoses ventrales des arcs aortiques, qui toutes persistent, ainsi que nous le verrons plus tard ; 2° une partie descendante commençant a l'extrémité externe du premier arc aortique et venant se terminer au niveau du point de coalescence des deux racines aortiques. Cette portion est formée par les anastomoses dorsales des différents arcs aortiques, et nous verrons que l'un des échelons disparaît, celui qui existe entre le troisième et le quatrième arc aortique, excepté chez les lézards, et il fait communiquer d'une façon permanente la carotide interne et la crosse de l'aorte.

Il s'est en effet développé successivement cinq arcs aortiques de chaque côté. Si ce nombre n'a pas été admis par tous les auteurs, c'est qu'il n'est pas facile de les observer tous à la fois. Les uns en ont constaté trois, d'autres quatre (Bischoff). Pour se rendre compte de cette divergence, il faut remarquer que les antérieurs, qui sont les premiers en date, s'effacent pendant qu'il s'en forme d'autres en arrière. Baër a pu en constater quatre paires à la fois chez un embryon de chien. Lorsque la cinquième paire apparaît en arrière, la seconde paire antérieure a disparu, de telle sorte que, à cette période de l'embryon, il ne reste plus que les trois arcs aortiques postérieurs et quelques débris des deux antérieurs.

Plus tard, lorsque la cavité du bulbe se segmente en deux canaux secondaires, il arrive que les deux paires d'arcs aortiques antérieurs occupent sa partie postérieure et viennent du ventricule gauche, tandis que la troisième paire reçoit son tronc de la moitié antérieure du bulbe et par conséquent communique avec le ventricule droit.

Étudions successivement les modifications de chacune des trois paires qui ont persisté :

Les deux branches de la quatrième paire, celle qui communique, ainsi que nous l'avons dit, avec la partie postérieure du bulbe aortique, se développent inégalement : celle de gauche, chez les mammifères, celle de droite chez les oiseaux prend un grand accroissement et forme la crosse de l'aorte. Sa branche du côté opposé disparaît en grande partie et devient l'origine d'une branche collatérale du tronc brachio-céphalique, en dedans et plus en dehors, de l'artère sous-clavière. La formation du tronc brachio-céphalique et l'émergence de l'artère sous-clavière méritent quelques détails. La sous-clavière gauche naît comme une branche latérale de l'anastomose durable existant entre le quatrième et le cinquième arc aortique et représentant, ainsi qu'on le sait, une portion de crosse aortique Mais cette partie de la crosse ne se développe pas en longueur : il en résulte un rapprochement de plus en plus grand de la carotide et de la sous-clavière gauches, et quelquefois la fusion de ces deux artères et la formation du tronc innominé gauche.

L'émergence de la sous-clavière gauche se fait à peine au-dessus du point de réunion du cinquième arc aortique avec la racine aortique de ce côté. La sous-clavière droite naît également comme une branche collatérale de l'anastomose de droite. Mais l'atrophie partielle de cet arc aortique et de cette anastomose fait disparaître la communication entre le cinquième et le quatrième arc, et la partie persistante représente la sous-clavière.

On s'explique facilement ainsi comment le tronc innominé droit, constant chez les mammifères, est formé par le commencement du quatrième arc aortique qui seul persiste en totalité dans cette partie interne, et duquel naissent comme branches, la carotide et la sous-clavière.

Les carotides primitives sont représentées par l'anastomose ventrale entre le troisième et le quatrième arc aortique. Ce tronc se divise en deux branches, une externe, formée par la persistance des anastomoses ventrales entre le troisième, le deuxième et le premier arc aortique ; tandis que la carotide interne est formée à son origine par le troisième arc aortique et plus en dehors, par l'anastomose dorsale entre le troisième, le deuxième et le premier ; de telle sorte, que de bonne heure, ces deux artères prennent la forme de branches collatérales des crosses aortiques. La cinquième paire d'arcs, la dernière venue, communique avec la portion antérieure du bulbe aortique. Chez les oiseaux, ces deux branches forment directement les artères pulmonaires ; chez les mammifères, au contraire, l'arc du côté droit s'atrophie et disparaît, celui de gauche et le tronc commun persistant. De la partie postérieure de l'arc gauche, naissent deux branches qui forment les artères pulmonaires et se distribuent uniquement aux deux poumons. La partie de l'arc gauche qui est au-delà de l'émergence des deux branches pulmonaires persiste sous le nom de canal artériel. Cependant Thompson émet des doutes sur l'atrophie complète de l'arc droit, et il pense que chez les mammifères comme chez les oiseaux, chaque cinquième arc aortique fournit au poumon correspondant.

Cette description serait bien plus facilement comprise, si elle était accompagnée de figures. Nous regrettons de ne pouvoir en donner, mais nous signalerons celles de Coste, de Serres, de Prévost et Lebert, de Carpenter (Principles of human physiology. London 1869), de Rathke (Entwickelungsgeschichte der Natter. Tab. I, fig. 10 et 11), de Baer (Entwickelungsgeschichte der Fische, pag, 26), de Wagner (Icon. physiolog. Tab. IV, fig. 2, 5, 7. etc.). L'ouvrage de M. de Rokitansky (1875) contient également un grand nombre de figures utiles à consulter, reproduisant, les unes, les diverses phases de l'évolution du cœur, les autres, toutes les anomalies cardiaques qu'il a vues personnellement ou qu'il a étudiées dans le musée d'Anatomie pathologique de Vienne. Nous avons examiné nous-même quelques-uns des cœurs anormaux qui font le sujet de nos observations et qui sont conservés dans l'alcool par M. Parrot.

M. Parrot, qui a étudié d'une façon spéciale la physiosiologie et la pathologie du cœur fœtal, a bien voulu nous communiquer le résultat de ses recherches au sujet de l'oblitération du trou de Botal.

« Pendant la vie fœtale, les oreillettes communiquent largement par une fente ovale ou arrondie dont est percée leur cloison. Après la naissance, cette communication tend à s'oblitérer et ne tarde pas à l'être. Alors, du côté de l'oreillette droite, son ancienne place est marquée par une dépression de profondeur variable; la fosse ovale. Dans l'oreillette gauche, elle a laissé comme une cicatrice.

« L'oblitération commence de bonne heure. Elle se fait par une membrane qui, de la région postérieure où elle fait suite à la lame gauche de la cloison, se porte constamment en avant. Son bord antérieur, concave, rappelle une arcade et s'insère par ses deux extrémités ou piliers sur la paroi de l'oreillette, interceptant avec le bord opposé du trou de Botal, une ouverture qui se rétrécit chaque jour et qui a le plus souvent disparu quelques jours après la naissance. Lorsque le travail est achevé, le diaphragme, dans sa marche envahissante, a dépassé le bord antérieur du trou oval et est venu s'appliquer sur la paroi de l'oreillette gauche. Si bien que, dans ce point, la cloison inter-auriculaire est double.

« Le diaphragme obturateur, durant sa période d'accroissement, est de couleur rosée, mince, lisse et transparent. Il est constitué par deux feuillets de l'endocarde reliés entre eux par du tissu conjonctif et élastique. On y distingue, même à l'œil nu, des vaisseaux et de petites bandes musculaires, d'abord distribuées sans ordre, mais qui ne tardent pas à se grouper. Elles affectent chez les nouveau-nés deux dispositions principales avec un grand nombre de variétés. La plus fréquente rappelle l'éventail qui, ayant son pied dans l'un des piliers, d'ordinaire l'inférieur, s'épanouit dans toutes les directions vers la périphérie. D'autres fois, on distingue deux faisceaux principaux qui prennent naissance dans les piliers, se dirigent en arrière, envoyant à la périphérie un grand nombre de prolongements et reliés entre eux par un certain nombre de fibres.

« Quelques années après la naissance, le diaphragme a pris une épaisseur qui égale à peu près celle de la paroi inter-auriculaire. A droite, sa surface est en général lisse, et sa teinte est rouge. A gauche, au contraire, il a une teinte un peu jaunâtre, sa surface est rugueuse, surtout à périphérie où se dessinent nettement les faisceaux musculaires qui s'y insèrent sur la paroi de l'oreillette. Entre ces sortes de trabécules, il n'est pas rare de trouver de véritables anfractuosités. Chez quelques individus, l'emplacement du trou de Botal est marqué par une disposition de la paroi qui ressemble à la cicatrice d'une brûlure.

Ce n'est que dans des cas tout à fait exceptionnels que la portion du diaphragme obturateur, disposée en croissant et comprise entre les deux piliers, adhère à la paroi de l'oreillette gauche sur laquelle elle est venue s'appliquer. Presque toujours on peut faire pénétrer entre ces deux membranes un stylet qui, après un trajet de quelques millimètres, tantôt est arrêté dans un cul-de-sac, tantôt pénètre dans l'oreillette droite par un orifice caché sous le bourrelet qui circonscrit la fose ovale. Cette dernière disposition est de beaucoup la plus fréquente. L'examen de 213 cœurs de 1 jour à 2 ans, fait par M. Alvarenga, lui a montré que l'occlusion n'existait que 8 fois, c'est-à-dire 3,7 pour 100.

« Suivant cet auteur, avant deux mois, l'orifice est constamment, ouvert et il n'y a pas d'époque fixe pour son occlusion. Il fait, en outre, justement remarquer que sa persistance habituelle, telle que nous l'avons décrite, n'est pas une raison pour qu'il permette la communication de deux oreillettes et le mélange des deux sangs.

« J'ai fait quelques recherches analogues à celles du médecin de Lisbonne, et voici ce qu'elles m'ont appris. Sur 62 sujets âgés de moins de 2 ans, l'oblitération du trou de Botal n'était complète que 4 fois, c'est-à-dire 6,4 pour 100. Sur 52 sujets des deux sexes, depuis 19 ans jusqu'à un âge plus avancé, l'occlusion existait 26 fois, c'est-à-dire dans la moitié des cas. »

Le canal artériel est une partie du premier arc artériel

gauche, qui part de ce vaisseau immédiatement après la naissance du ramuscule destiné à se transformer en artère pulmonaire gauche, et se rend dans l'aorte correspondante pour former la racine cardiaque inférieure de cette artère. Un semblable canal existait à droite, mais il s'oblitère rapidement et disparaît sans laisser trace de son existence. Quel est le processus suivant lequel s'oblitèrent et disparaissent non-seulement le canal artériel droit, mais encore les arcs vasculaires non permanents? On l'ignore tout à fait. Il n'en est pas de même du canal artériel gauche, comme nous allons le voir. Celui-ci augmente de volume au deuxième mois de la vie intra-utérine et forme un canal anastomotique qui relie pendant le troisième mode de circulation fœtale, les circulations pulmonaire et aortique, (l'aorte droite a disparu.) La crosse de l'aorte gauche s'élève, tirant avec elle l'insertion du canal artériel qui devient très-oblique.

Dans sa première conférence faite à l'hospice des Enfants-Assistés, le 3 mai 1874, M. Parrot a exposé avec beaucoup de détails l'histoire de l'oblitération du canal artériel. De l'analyse de 187 cas, il conclut que ce canal est oblitéré chez les enfants de 1 à 3 ans, 63,6 fois pour 100, rétréci 9,6 fois pour 100, et ouvert, 24,5 fois pour 100. Chez 17 enfants de plus de trois ans, il était oblitéré 17 fois. Ces résultats diffèrent peu de ceux de M. Alvarenga qui n'a jamais trouvé le canal artériel oblitéré avant le trentième jour : il se ferme entre le deuxième et le cinquième mois. L'oblitération a lieu en même temps que celle du trou ovale ; cependant, quand l'une se fait la première, c'est celle du canal artériel. Billard était dans l'erreur quand il pensait que l'oblitération se faisait après huit ou dix jours.

Le mode d'oblitération a été fort diversement apprécié. Attribué par Sénac à une cause mécanique (changement de sa direction), par Vater à un dépôt de matière blanche à l'intérieur, par Trew à l'augmentation d'épaisseur des tuniques vers la cavité, par Norman Chevers (1845) à l'action de l'anse du récurrent sur la crosse aortique, à chaque mouvement respiratoire ; par Longet à la transformation fibreuse d'un caillot, il doit trouver sa cause, dit M. Parrot, dans les quatre éléments suivants :

1° Prolifération à la surface de la tunique interne,

2° Prolifération des couches longitudinales de la tunique moyenne,

3° Changement de position du canal,

4° Coagulation sanguine,

Ces résultats sont dus à l'intervention du microscope qui a permis à Langer (1857), Henle, Luschka, Walkoff (1869) et à M. Parrot, d'ajouter aux observations faites à l'œil nu l'étude de phénomènes histologiques très-importants. On trouve parfois dans le canal oblitéré, en outre de l'hématoïdine, des plaques calcaires.

Le canal artériel peut persister, contrairement à l'opinion de Cruveilhier, sans aucune autre lésion. Les faits de ce genre sont très-rares. (Bernutz.) Cette persistance s'associe d'ordinaire à des lésions simples ou complexes du cœur, le plus souvent à l'absence, à l'oblitération ou au rétrécissement de l'artère pulmonaire.

Dans le cas de persistance isolée du canal artériel, la cyanose, dit M. Bernutz (1) n'est jamais constante; elle est passagère et n'apparaît que dans les accès de suffocation provoqués par une cause accidentelle quelconque. Au reste, ajoute le même auteur, cette anomalie est impossible à diagnostiquer à l'auscultation, aussi bien que les autres vices de la conformation du cœur.

(1) Nouveau Dict. de méd. et de chirurg. pratiques. art. Artériel.

SECONDE PARTIE

Observations.

OBSERVATIONS INÉDITES RECUEILLIES DANS SON SERVICE PAR M. PARROT ET DONT NOUS DEVONS LA COMMUNICATION A SON EXTRÊME OBLIGEANCE.

Obs. I. — Persistance du trou de Botal; amincissement congénital de la cloison interventriculaire.

Pené (Marie), née le 2 juin 1868, entrée à l'hospice des Enfants-Assistés le 4 juin.

Enfant bien développée. Cyanose considérable. Œdème des membres, surtout aux extrémités qui sont violettes. Puls. 72. On entend dans les deux poumons, en avant et en arrière, mais surtout dans ce dernier siége, des bouffées de râle crépitant. Le cœur bat régulièrement à 2 centimètres environ plus bas et plus à droite que le mamelon gauche. On constate un bruit de souffle intense qui suit immédiatement le choc du cœur et le bruit qui l'accompagne, et qui se termine par le deuxième bruit plus bref et plus net que le premier. Comme on n'a pas le contrôle du pouls, il est difficile de préciser d'une manière absolue le temps auquel se fait ce bruit. Toutefois, il paraît à peu près certain qu'il remplit tout le petit silence.

Mort le 4 juin 1868 à trois heures du soir.

Autopsie. — L'enfant est gros. Les extrémités sont infiltrées d'une grande quantité de sérosité jaunâtre. Le cœur, examiné sur place, est volumineux et distendu par une grande quantité de sang. Une épingle enfoncée au niveau du point où existait le maximum du bruit a pénétré le cœur à droite du sillon antérieur. Les oreillettes et le ventricule sont remplis par d'énormes caillots cruoriques. Ecchymoses sous-péricardiques à la base du cœur. La fosse ovale est profonde; elle a 10 millimètres de diamètre. Elle est oblitérée par une membrane très-mince qui fait partie de l'oreillette gauche et dans laquelle on distingue des fibres musculaires. Elle présente à sa périphérie, notamment en avant et en arrière, des orifices, en forme d'arcades, et amenant une communication entre les deux oreillettes. A la partie supérieure de la cloison interventriculaire il y a un espace à peu près triangulaire au travers duquel on voit la lumière, et la cloison a l'épaisseur d'une valvule sigmoïde. Quelques fines trabécules musculaires partent de son bord supérieur pour aller s'attacher aux oreillettes.

Lésions d'atélectasie pulmonaire.

Obs. II. — Communication interventriculaire.

Desforges (Marie-Louise), née le 27 décembre 1869, reçue le 17 janvier 1870.

21 janvier. Œdème des membres inférieurs. Accès de dyspnée avant son entrée dans l'hospice. Cyanose des extrémités, des lèvres et de la langue. A la pointe du cœur et se propageant en bas et à gauche, souffle assez court existant pendant le petit silence, et laissant très-nets les deux bruits normaux.

Le 22-28. On perçoit toujours le bruit de souffle cardiaque.

Le 29. Le bruit de souffle n'est plus perçu en arrière, bien que les battements soient encore forts et les bruits normaux encore nets.

L'enfant succombe à de la pneumonie le 2 février à une heure du soir.

Autopsie le 3. Pleuro-pneumonie à droite. Pneumonie dans le lobe inférieur du poumon gauche. Exsudat péricardique sur l'oreillette droite et à la base du ventricule correspondant.

Le foie est couleur marron clair. La coupe est lisse et luisante. Son volume est petit.

Cœur. — La circonférence à la base des ventricules est de 137 millimètres. Le ventricule droit est plus régulièrement épais que le gauche.

La communication entre les oreillettes se fait suivant le mode ordinaire.

Aorte. Bord libre des valvules 20 millim. à 1 cent.; au-dessus, 12 millim. Naissance du tronc brachio-céphalique, 16 millim. A partir de ce point le vaisseau se rétrécit très-vite, et après la naissance de la carotide gauche, il prend l'apparence d'une veine et a, de ce point à l'embouchure du canal, 9mm,5 et 5mm,5 de circonférence.

Le ventricule droit et surtout l'infundibulum font une saillie considérable.

Le canal étroit qui représente la crosse aortique s'ouvre par un orifice arrondi et très-rétréci dans la continuation de l'aorte qui paraît surtout constituée par le prolongement du canal artériel qui a une épaisseur beaucoup plus grande que celle de la crosse aortique.

Les valvules de l'aorte sont normales.

Les orifices des artères cardiaques sont manifestement élargis.

Sur la paroi interventriculaire, à égale distance de la pointe et de l'insertion des sigmoïdes de l'aorte, on voit un orifice de la forme d'un triangle isocèle. La partie de la cloison située au-dessus est complète, lisse; et au-dessous elle l'est dans une étendue d'un demi-centimètre environ. Ses bords sont épais. L'endocarde n'y paraît pas altéré, si ce n'est par quelques petites saillies dures sur la ligne d'insertion des sigmoïdes de l'aorte.

Les piliers tenseurs de la mitrale sont très-peu développés. Ceux de la tricuspide sont très-irréguliers.

Les deux branches de la pulmonaire ont une longueur et un calibre anormaux; chacune d'elles a une circonférence qui diffère peu de celle du tronc aortique.

L'orifice pulmonaire du canal artériel est froncé. Sa surface interne est ridée, ce qui le comble en partie.

Obs. III. — Ventricule gauche atrophié. L'artère pulmonaire suppléant en partie l'aorte.

Charbet (T.), née le 5 juin 1868; entré le 6 juin. Enfant bien développé. Cyanose de la face et des extrémités. Protrusion de l'œil. Injection du petit cercle de l'iris. Ecchymoses conjonctivales.

Auscultation. — Bruit de souffle présystolique, dédoublement du second temps.

Bruit respiratoire normal.

Mort le 6. Autopsie le 7.

Poids 2 k. 236. Poumon et cœur 65 gr.

Œdème des extrémités. Epanchement péricardique séreux. Poumons d'un rose violacé.

Rate peu congestionnée. Mucosités sanguinolentes dans l'estomac. Taches, peut-être érosion, de la muqueuse. Congestion assez marquée de l'organe.

Foie congestionné; p. 105 gr. Reins congestionnés; p. 10 gr. Injection des vaisseaux de l'intestin.

Encéphale (245 gr.). Injection des méninges. Point d'adhérence.

Caillot dans le ventricule latéral gauche.

Cœur. — Forme peu commune. Diamètre transversal des ventricules considérable. Aplatissement antéro-postérieur. En haut et à droite prolongement infundibuliforme. L'artère pulmonaire naît à la base des ventricules, à peu près à la réunion des deux tiers droits avec la gauche et se porte immédiatement à gauche.

Arès un trajet de 3 millimètres elle fournit une branche volumineuse qui passe sous l'aorte et va se jeter dans le poumon droit. A 7 millimètres au-dessus, on voit naître de sa partie postérieure une deuxième branche qui se jette dans le poumon gauche. A 2 millimètres plus loin, elle se confond avec l'aorte et ne tarde pas à fournir deux troncs très-voisins : la carotide et la sous-clavière gauche. Se recourbant alors d'une façon tout à fait analogue à l'aorte, elle remplace complètement ce vaisseau dans sa distribution,

L'aorte, née du ventricule gauche en arrière et à droite de l'artère pulmonaire, se porte verticalement en haut, et fournit un premier tronc qui l'égale presque en volume, puis un deuxième moins volumineux ; ce sont les artères sous-clavières et carotide primitive droites. Se recourbant alors, elle se jette dans l'artère pulmonaire, comme il vient d'être dit ci-dessus.

L'oreillette droite, vaste, reçoit les deux veines caves et la veine cardiaque. On ne retrouve point de communication ni de trace de communication ancienne de cette oreillette avec l'oreillette gauche. Elle occupe près des trois quarts du volume de la base du cœur. Large communication entre cette cavité et le ventricule correspondant.

Le ventricule droit, également très-volumineux, constitue à lui seul presque toute la masse ventriculaire. Il présente une capacité considérable.

L'oreillette gauche, très-petite, reçoit vers sa partie postérieure deux couples de troncs : ce sont les quatre veines pulmonaires. Elle communique avec le ventricule gauche par un petit orifice incomplètement fermé par une petite valvule.

Le ventricule gauche, comme appendu à l'extrémité gauche de la face postérieure du droit, ne descend même pas jusqu'au bord inférieur de celui-ci. Sa cavité, très-peu considérable, ne présente pas d'anfractuosités, sinon au niveau de ses angles où l'on remarque des filaments très-ténus. Les piliers valvulaires sont remplacés par des cordages excessivement fins. On voit quelques granulations sur la face auriculaire de la valvule rudimentaire dont nous avons parlé plus haut.

Les faisceaux musculaires des deux ventricules sont parfaitement nets. Ils ne contiennent pas de granulations.

Obs. IV. — Communication interauriculaire et interventriculaire.

Alibram (Julie): née le 27 janvier 1868 ; entrée le 16 mars.

Enfant délicate ; accès convulsifs. Le cœur bat violemment. A l'auscultaiton, on entend un bruit de souffle aussi violent qu'il pourrait l'être chez l'adulte. Il remplit tout le petit silence en laissant percevoir les deux bruits normaux. Ce bruit normal est cependant perçu en arrière. Respiration normale, mais rapide.

31 mars. — Teinte cyanosée générale. Respiration saccadée. On ne peut percevoir le murmure respiratoire à gauche. Quelques râles muqueux. Plus de souffle au cœur..

Mort le 31. Autopsie le 1er avril.

Poids, 2 kilos 75. On trouve un caillot dans l'oreillette droite, et un autre plus petit dans la gauche. Congestion des poumons. Méninges injectées. Reins manifestement atrophiés.

Foie (100 gr.) injecté.

Cœur arrondi. Le canal artériel oblitéré vient se jeter dans le tronc bra chio-céphalique à son origine. L'artère pulmonaire et l'aorte ont la mêm épaisseur.

A la partie supérieure de la cloison interventriculaire, se voit une ouver ture ovalaire, large de 18 millimètres sur 4 millimètres de hauteur. El s'ouvre dans la région pulmonaire du ventricule droit et se trouve séparé de l'oreillette par une des valves de la tricuspide. Son bord supérieur e formé par une colonne charnue qui a 1 millimètre de diamètre sur 8 milli mètres de long, au-dessus de laquelle se voit un orifice oblitéré par sa ten sion, mais qui permet cependant le passage d'une plume de corbeau. Le valvules de l'artère pulmonaire paraissent plus épaisses et sont plus rouge que celles de l'aorte.

Le trou de Botal, complètement ouvert, a un diamètre de 7 à 8 mill mètres. Quelques filaments de la finesse d'un cheveu, anastomosés ent eux, sont les seuls vestiges de la cloison obturatrice.

Obs. V. — Communication interventriculaire par endocardite congénitale non douteuse à la première période fœtale.

Steiner, Charles, né le 28 août 1868, admis à l'hospice le 17 février 187 entré à l'infirmerie le 23. Pas de coloration anormale de la peau. Frémis sement cataire intermittent très-marqué à la région précordiale, à la point dn cœur. Dans toute l'étendue du thorax, en avant, on perçoit un bruit d souffle du 1er temps masquant les deux bruits normaux, rude, ayant so maximum à 2 centimètres environ en dedans du mamelon gauche, se prop. geant avec plus d'intensité vers le côté droit du thorax que vers le gauche Pas de matité appréciable à la région précordiale. Le bruit se perçoit dan le thorax, en arrière, mais il a beaucoup moins d'intensité.

L'enfant a un érythème de la face et des fesses. Au-dessus de ce dernie siége on voit une éruption pointillée qui rappelle celle de la scarlatine L'enfant tousse. Bouffées de râles crépitants à droite, sous l'aisselle, dan les inspirations profondes. T. R. 40° 8. Puls 160.

24 février. L'enfant est très-fatigué. Râles fins et retentissants à la bas du poumon droit. Eruption douteuse sur le tronc. T. R. 41°. Puls. 164.

25 février. L'éruption de nature morbilleuse se prononce surtout à la face T. R. 41° 3. Puls 192.

Mort le 26 février à 2 heures du matin.

Autopsie le 28 à 9 heures 3|4.

Thorax. — Pneumonie au premier degré d'une grande partie de la ré gion déclive du poumon gauche. Pneumonie lobulaire disséminée dans le différents lobes du poumon droit.

Cœur. — La base du ventricule droit est sur un plan plus élevé d'un centimètre au moins que celle du gauche. En avant saillie considérable du ventricule gauche. Caillots cruoriques mous dans les oreillettes et les ventricules.

Le canal artériel est oblitéré complètement du côté de l'aorte. Il persiste un petit pertuis du côté de l'artère pulmonaire. La fosse ovale est arrondie et large. Les oreillettes communiquent comme d'habitude.

A la partie supérieure du ventricule gauche, vers la région médiane de la cloison, on voit une ouverture triangulaire à angles arrondis, ayant 10 millimètres transversalement et 6 millimètres de haut. Son bord supérieur plus mince et plus fibreux dans sa partie postérieure est formé antérieurement par le cul-de-sac de l'une des valvules aortiques, dont la portion la plus antérieure a contracté des adhérences avec la paroi interventriculaire. Cette ouverture constitue une sorte de fosse ayant la profondeur d'un millimètre et demi. Au fond, on voit en arrière et en haut une surface très-inégale avec des colonnes saillantes et des infractuosités au milieu desquelles existent des orifices qui font communiquer le ventricule gauche avec le droit.

En avant et en bas existe un orifice très-évident, arrondi, de deux millimètres de diamètre, qui donne accès dans le ventricule droit. Ses bords saillants et d'un gris jaune sont comme une doublure qui serait surajoutée au tissu normal et tranchent nettement tant par leur saillie que par leur couleur sur le tissu du ventricule. Au bas un prolongement de tissu pathologique s'étend sur une longueur d'un millimètre à la périphérie, à laquelle il adhère intimement. Du côté du ventricule droit les choses ont un aspect tout autre. La valve externe de la tricuspide a contracté des adhérences sur toute l'étendue de son bord libre avec la paroi de la cloison. En avant existe un orifice qui correspond à celui que nous avons signalé dans le ventricule gauche. Il paraît s'être développé un des orifices naturels qui forment des mailles entre le bord libre des valvules auriculo-ventriculaires et les cordes tendineuses, attendu que l'on voit au pourtour inférieur de l'orifice sur la paroi ventriculaire une saillie légère plus blanche qui paraît due à la soudure d'une partie du bord libre de la valvule.

En arrière l'orifice est limité par une bride très-forte, derrière laquelle la valve postérieure manque, et par les anfractuosités et les orifices que nous avons signalés. L'obturation plus ou moins incomplète de cette fosse est d'ailleurs le résultat d'adhérences valvulaires. La valve gauche ou externe est peu malade. Sur la paroi antérieure du ventricule droit on voit une plaque laiteuse d'un demi-centimètre de largeur. Une coupe montre qu'il y a là une couche de tissu nacré très-dur entre les fibres musculaires, et que l'endocarde y est épaissi.

Le ventricule gauche paraît élargi. Le droit ne l'est pas dans la même proportion.

On doit se demander quel a été dans ce cas le processus pathologique? C'est l'endocarde du ventricule droit et en particulier de la valvule tricuspide qui paraît avoir été primitivement atteint. Il s'est fait des adhérences entre cette valvule et la région non encore oblitérée de la cloison. A ce moment, l'action du ventricule droit prédominait; le cours du sang se faisait de droite à gauche; plus tard, le ventricule gauche devenant prédominant, le passage s'est fait en sens inverse. Le danger était dans l'insuffisance tricuspide.

Obs. VI. — Endocardite congénitale très-marquée dans le cœur droit. — Arrêt de développement du septum ventriculaire.

Müller Edmond, né le 22 février 1866, entré le 29 mars 1871.

L'enfant entre dans un état de cyanose très-accentuée. Depuis qu'il est dans son lit au repos, la teinte cyanique est moins marquée, cependant elle est encore des plus évidentes. La peau fine, présente des marbrures comme ponctuées. Les paupières offrent de gros vaisseaux peu saillants, bleuâtres; les lèvres sont cyanosées, ainsi que la langue et toute la muqueuse buccale. On croirait que l'enfant vient de manger des mûres.

Les extrémités digitales sont très-remarquables ; cyanosées, recourbées au niveau du dos; la courbure commence au niveau de la racine de l'ongle, où elle est tout de suite très-accentuée, et ne se termine qu'à l'extrémité unguéale. La pulpe digitale fait aussi une saillie anormale. De plus, à leur extrémité les doigts sont élargis transversalement, en forme de baguette de tambour. L'ongle a une teinte livide. Mêmes particularités aux orteils.

On ne sent aucune espèce de pulsation au niveau de la radiale droite. On ne sent que très-faiblement les battements de l'humérale au-dessous du creux axillaire. A droite, au cou, on ne perçoit que des battements veineux assez prononcés.

A gauche, au contraire, on perçoit les battements de la radiale qui sont très-réguliers et d'une force moyenne ; 160 par minute. Derrière le sterno-mastoïdien gauche, près de l'apophyse mastoïde, on perçoit des battements artériels très-prononcés qui déterminent un soulèvement des téguments.

Turgescence de la face. Le tégument tout entier présente une teinte cyanosée due à de petites dilatations des veines tégumentaires; mais elle est notablement moins marquée qu'aux extrémités.

Il existe à la région précordiale un bruit anormal. C'est un souffle intense couvrant en partie le premier bruit normal, mais laissant distinguer d'une manière très-nette le deuxième bruit, qui ne paraît en rien modifié. Ce bruit de souffle est prolongé; là où il a son maximum, il est un peu strident, et comme sibilant à la fin, non râpeux. On le perçoit non-seulement à la région précordiale, mais dans une grande étendue de la région antérieure du thorax et de l'abdomen. Son maximum est le long du bord gauche du sternum. En arrière, on ne perçoit ce bruit que très-imparfaitement et dans un espace très-limité.

Rien dans les poumons.

7 avril. Après déjeuner, l'enfant est pris d'un accès d'étouffement. La cyanose prend une intensité considérable surtout aux extrémités. Respiration profonde, accélérée, 48 par minute. On ne perçoit plus de bruit de souffle à la région précordiale. Les veines quoique très-colorées ne font pas la moindre saillie.

8 avril. L'enfant a repris son aspect habituel. Le bruit de souffle a reparu :

Du 9 au 24 avril. Diarrhée. Le 24, accès de suffocation qui commence à minuit et se termine à 3 heures du matin.

Le 30 mai. Ouverture d'un abcès ganglionnaire à l'angle gauche de la mâchoire. Accès de dypsnée se renouvelant fréquemment. Amaigrissement. Prolapsus de la muqueuse rectale.

Mort le 28 juin 1871.

Autopsie le 30 juin 1871.

Les vaisseaux qui naissent de l'aorte sont très-développés dans toute la région de la crosse. Ceux du cœur le sont également. L'oreillette droite est remplie par un caillot énorme, de couleur gelée de groseille. On trouve aussi, dans le ventricule, du sang dans le même état.

Les poumons sont sains.

Adherence du foie au diaphragme.

Le canal artériel est complètement oblitéré.

L'oreillette gauche est relativement petite. Le diamètre de l'orifice mitral, proportionné à l'âge du sujet, est disproportionné à celui de l'orifice tricuspide. Il ne paraît y avoir rien d'anormal dans la région auriculaire du ventricule gauche. La valvule a sa situation habituelle par rapport à l'orifice aortique. Mais la portion aortique est très-considérable et constitue avec l'oreillette droite avec laquelle elle communique largement, la presque totalité de la cavité du cœur.

La portion gauche de la valvule tricuspide s'insère sur le pilier postérieur de la mitrale sur la paroi postérieure du ventricule gauche, et aussi sur la face postérieure ou aortique de la mitrale ; si bien que l'infundibulum ventriculaire de l'aorte est formé d'une part par la mitrale et la tricuspide qui constitue ses deux tiers postérieurs, et en avant par la paroi antérieure du ventricule gauche, au lieu de l'être, comme à l'état ordinaire, par la cloison ventriculaire.

Cette cloison est rudimentaire et sur son bord supérieur épais vient s'insérer toute une valve antérieure et droite de la tricuspide, laissant entre ses différents cordages de larges et nombreux orifices.

La cavité du ventricule droit est rudimentaire, exclusivement aplatie. Sa paroi postérieure est presque uniquement constituée par la valve dont nous venons de décrire l'insertion. Elle est percée à jour. De plus à gauche, elle communique largement entre la valvule et le bord postérieur de la cloison avec l'infundibulum aortique.

A cette cavité qui représente le ventricule droit, aboutit après un trajet assez long l'infundibulum pulmonaire qui se termine dans l'artère par un orifice en boutonnière dont les deux valves sont suffisantes. La valvule tricuspide présente à son bord libre, surtout dans ses deux valves antérieures des nodosités anciennes, dures, lisses.

Obs. VII. — Art. pulmonaire suppléant en partie l'aorte.

Dorgueil, Rose, née le 14 juillet 1868, reçue le même jour. 25 juillet. Enfant gras et robuste. Teinte ictérique de la peau sur le tronc, violacée sur la face, et cyanosée sur les pieds et les mains. Taches très-nombreuses de purpura. Pas de bruit anormal au cœur.

26 et 27. L'ictère se prononce de plus en plus. L'urine tache les couches.

Bruit de souffle intense au premier temps, couvrant le premier bruit, et suivi du second. L'impulsion cardiaque est forte; l'organe paraît hypertrophié.

28. Muguet buccal.

L'enfant meurt le 1er août.

Autopsie le 3 août 1868.

Ramollissement cadavérique de tous les organes.

Stéatose et ramollissement du cerveau. Stéatose des reins et des poumons.

Cœur : mou, jaune feuille-morte ; très-élargi transversalement. Les faisceaux musculaires sont assez nettement striés. Ce n'est que sur quelques points très-circonscrits que l'on voit de très-petits globules.

L'artère pulmonaire, élargie à sa naissance où elle présente une dilatation ampullaire, se rétrécit à 18 millimètres à partir de sa naissance, puis se rencontre et forme une crosse. Elle fournit aux deux poumons par sa partie posterieure des troncs immédiatement avant son rétrécissement. Au-dessus de son rétrécissement elle reçoit l'aorte. Cette dernière est cachée derrière elle et s'y abouche, après avoir fourni le tronc brachio-céphalique droit, la carotide et la sous-clavière gauches.

Diamètres de l'artère pulmonaire : à sa naissance, 11 millimètres ; au niveau de sa dilatation, 13 millimètres ; à son rétrécissement, 4 millimètres, à sa crosse, 9 millimètres.

Après ces observations de M. Parrot, que nous publions *in extenso*, parce qu'elles sont inédites, nous rapporterons, soit le titre seul, soit le résumé très-succint d'une grande quantité d'autres observations, en renvoyant au texte où elles ont été puisées, car « le nombre des dissertations, memoires, thèses, ou simples notices qui sont relatives à l'histoire, soit anatomique ou physiologique, soit thérapeutique de la cyanose et des vices de conformation qui la produisent, est presque infini, et leur citation, s'il était possible qu'on les connût tous, remplirait, sans aucun doute, plusieurs pages. « Ce qu'a dit I.-Geoffroy Saint-Hilaire (t. 1, p. 573), serait encore plus vrai aujourd'hui, où cette profusion d'observations n'a fait que s'accroître. Seulement, nous tenons à dire de suite que le terme de cyanose, appliqué à la plupart des vices de conformation que nous étudions, pour ne pas dire à tous, nous semble défectueux.

Il nous suffira pour justifier cette proposition, de rappeler que, d'après Bérard (Dict. en 30 vol.), d'après MM. Gintrac père et fils eux-mêmes, qui soutiennent l'exactitude de ce terme, et d'après tous ceux qui ont écrit sur ce sujet, la cyanose n'existe pas dans beaucoup de cas, où se trouvaient présentes la plupart des anomalies qui auraient dû la produire, et qui la produisent souvent; que d'autre part, la cyanose, c'est-à-dire d'après son étymologie, la coloration bleue des téguments, peut exister en l'absence de persistance du trou de Botal, et de la perforation de la cloison interventriculaire, par simple altération des poumons; la toux vive, les cris peuvent même la produire d'une façon passagère. Comme l'ont dit Corvissart, Ferrus, I.-Geoffroy Saint-Hilaire, la cyanose n'est pas une maladie, mais un symptôme ; nous ne comprenons donc pas plus, malgré l'opinion de notre ancien maître, M. le professeur H. Gintrac, et celle de notre ami le docteur Guillon (thèse, Paris 1873), que l'on considère la cyanose comme une maladie, que si l'on donnait le nom d'ictère à toutes les maladies de foie, même à celles qui ne produisent pas la coloration des téguments, parce que ce sont des affections de cet organe, ou plutôt de ses conduits excréteurs, qui donnent ordinairement lieu à l'ictère. La cyanose est donc un mot défectueux en tant que désignant un état anatomique déterminé, car il peut y avoir à la fois perforation de la cloison interventriculaire et de la cloison inter auriculaire sans qu'il y ait cyanose, et réciproquement, la cyanose peut exister indépendamment de ces anomalies (I.-Geoffroy Saint-Hilaire, t. 1, p. 569). Comme, malheureusement, il est souvent impossible de détérminer la lésion cardiaque à laquelle on a affaire, on ne pourra parfois que poser le diagnostic de cyanose, lorsque les téguments auront la teinte bleuâtre propre au retard du sang, ou quelquefois au mélange des deux sangs. En effet, ici se pose cette question : à quoi est due la teinte cyanique ? Corvisart et M. Gintrac l'attribuent exclusivement au mélange des sangs artériel et veineux ; Morgagni, Louis et M. Ferrus l'attribuent à la gêne de la circulation. M. Bouillaud admet les deux causes. Quant à la remarque de Fouquier, que le fœtus n'est pas cyanosé, bien que ses deux sangs soient mélangés, que prouve-t-elle, sinon que l'hématose se fait dans le plancenta avec une intensité telle, que le sang artériel même, après son mélange partiel avec du sang veineux, est encore assez oxygéné pour n'être pas noir. Pour nous, cette discussion estpeu fructueuse ; stagnation ou mélange, c'est au fond la même chose ; dans les deux cas, le sang manque également d'oxygène. Or, dans l'un comme dans l'autre, la teinte cyanique se produira dès que le défaut d'oxygène sera porté à un certain degré. C'est ainsi que, chez des gens non cyanosés, la toux, les cris, les efforts, déterminent un état cyanique, et que chez ceux qui sont cyanosés, ces mêmes actes physiologiques amènent une exagération de leur coloration bleue.

En tout cas, la cyanose est seulement un symptôme, et il faut espérer qu'un jour viendra, où l'on diagnostiquera assez bien les lésions anatomiques du cœur, pour ne plus appliquer le terme de cyanose à une maladie cardiaque nettement reconnue.

L'absence complète du bulbe aortique et de ses dérivés, aorte et artère pulmonaire, n'a pas été constatée. Ce résultat est facile à comprendre ; un pareil arrêt de développement, qui aurait dû se produire à une époque de la vie embryonnaire très-rapprochée du début de la conception, et qui ne dépasserait point le premier mois de la vie intra-utérine, serait incompatible, non-seulement avec la vie à l'air libre, mais même avec le développement ultérieur de l'embryon. En effet, la vie des éléments anatomiques ne peut être maintenue que par un échange de matériaux opéré par des vaisseaux afférents et efférents, les premiers apportant de la substance neuve, assimilable ; les seconds emportant le résidu des substances usées. Hors de là, point de vie, point de développement. Ainsi des perturbations ne peuvent causer l'absence totale de bulbe, sans arrêter complètement la vie, mais on comprend qu'elles puissent amener, soit l'absence d'une des deux parties qui procèdent directement de son cloisonnement, soit une déviation du processus, suivant lequel se fait ce cloisonnementpour produire le canal aortique et le canal de l'artère pulmonaire.

On pourrait, à première vue, être porté à ranger sous le premier titre un certain nombre de faits cités par différents auteurs, et dans lesquels on a trouvé le tronc de l'artère pulmonaire beaucoup plus court qu'à l'état normal, ainsi qu'on le voit dans le fait de Cassan (1) où ce tronc n'avait que trois lignes de longueur, et dans le cas de Bloxham (2) où il n'excédait pas une ligne de longueur. On pourrait, suivant la même hypothèse, attribuer la même origine aux faits bien plus rares où l'atrophie porte sur la première partie de la crosse aortique. Mais on doit écarter cette explication, parce qu'on trouve une lésion très-marquée de l'orifice de l'artère pulmonaire dans le premier cas, et dans le second, de l'orifice aortique. D'un autre

(1) Arch. gén. de méd., t. XIII, 1827, p. 82.

(2) Bloxham. Med. Gaz., vol. XV, 1835, p. 435.

côté, l'existence nette de l'un et de l'autre vaisseau, prouve d'une façon indubitable que ce n'est pas à un arrêt du développement, mais à une maladie d'origine congénitale, que l'on a affaire, et dont le début, en tout état de cause, est postérieur au développement complet du bulbe aortique en deux branches, c'est-à-dire à la huitième semaine de la conception.

Ce sont ces considérations qui nous portent à établir, pour les faits que nous allons étudier, la division suivante :

Dans une première partie, nous étudierons les cas dans lesquels il n'existe qu'une artère partant de la base du cœur, et fournissant en même temps aux poumons et au reste du corps. Ce vaisseau représente évidemment le bulbe aortique offrant, ou bien une absence complète du cloisonnement normal, ou bien un cloisonement incomplet.

Dans une seconde catégorie, nous rangerons les faits où le bulbe aortique s'est bien cloisonné en deux canaux distincts, et a formé une aorte et une artère pulmonaire, mais le cloisonnement ne s'est pas accompli dans le sens habituel, ou plutôt l'absence de torsion du bulbe au moment où il se segmente, a produit un résultat défectueux qu'on désigne sous le nom d'inversion des gros vaisseaux artériels, de telle façon que l'aorte naît du point de départ habituel de l'artère pulmonaire, et vice-versa.

Les lésions du bulbe aortique que nous décrirons, seront donc les suivantes :

1° Absence de segmentation du bulbe aortique ;

2° Inversion des grosses artères.

Ces deux espèces de lésions, quand elles existent, ne sont pas isolées. Elles s'accompagnent le plus ordinairement d'autres anomalies cardiaques.

Absence de l'artère pulmonaire. — Obled Marie, 4 ans, entrée le 7 mars 1870 dans le service de M. Bouchut.

Cyanose considérable. Corps peu développé. Doigts en massue. Les vaisseaux du fond de l'œil sont volumineux, variqueux.

La matité précordiale est beaucoup plus grande qu'à l'état normal. A la base du cœur on entend un souffle systolique très-rude.

L'enfant tousse, ce qui a été le motif de son entrée à l'hôpital. On entend quelques râles sous-crépitants disséminés dans les poumons. Une semaine après son entrée, on remarque un œdème des paupières et des jambes. L'urine est albumineuse. Cet œdème se dissipe au bout de quatre jours. Mais l'enfant qui est tombé dans la stupeur, n'en sort pas. Une gangrène de la vulve se produit. La malade meurt le 20 mars.

A l'autopsie, on constate une hypertrophie du cœur qui est presque gros comme celui d'un adulte; l'hypertrophie porte surtout sur le cœur droit. L'oreillette gauche est petite.

Les ventricules communiquent à leur base. On ne trouve qu'une seule artère, qui répond plutôt au ventricule droit qu'à la cloison incomplète ou au ventricule gauche. Cette artère a la disposition d'une aorte, seulement elle est intervertie : la crosse embrasse la bronche droite. Le tronc brachio-céphalique est à gauche. On n'a pas constaté d'autre interversion d'organes.

L'autopsie a été faite précipitamment : les connexions du cœur et des poumons n'ont pas été conservées. Il a été impossible de retrouver ensuite les vaisseaux qui remplaçaient l'artère pulmonaire.

Guibert, *Bulletin de la Société anatomique*, 1860, p. 55. — Cœur d'un enfant d'un mois. Cet organe n'a que deux cavités : une oreillette et un ventricule. L'aorte part de la partie antérieure droite du ventricule. Il est impossible de retrouver sur l'oreillette mutilée l'embouchure des veines qui y aboutissaient. Cet enfant chez lequel on ne pouvait soupçonner pendant la vie une pareille altération, n'a point été ausculté. Il n'offrait aucune coloration cyanique.

Wilson. *Philosophical transactions*, vol. 88, p. 346. — L'enfant vécut sept jours. Il était livide. Le cœur etait formé par une seule oreillette et un seul ventricule, d'où partait un tronc artériel unique. Ce tronc montait dans le thorax et se divisait bientôt en deux branches volumineuses, l'une était l'aorte, l'autre était l'artère pulmonaire. L'aorte ascendante formait sa crosse comme d'habitude. L'artère pulmonaire se divisait en deux branches. Il n'est pas parlé du canal artériel.

Standert (*Philosoph. transact.*, 1805). — Enfant cyanosé ayant vécu dix jours. Une seule oreillette avec un rudiment de cloison. Un seul ventricule Un tronc artériel unique formait l'aorte. Un canal artériel perméable envoyait deux branches dans les poumons.

Christopher Heath aud Henry Power (Pathological transactions, 1865,

p. 63). — Enfant mort-né et atteint d'encéphalocèle qui a nécessité l'emploi du forceps.

Cœur de volume normal, ne présentant qu'un seul tronc ascendant, qui après un court trajet donnait les artères pulmonaires, puis, continuant comme aorte, il se recourbait comme d'habitude du côté gauche fournissant le tronc brachio-céphalique droit, et la carotide et la sous-clavière gauches.

A l'ouverture du ventricule droit, ce vaisseau unique correspondait à l'artère pulmonaire par son mode d'origine et se continuait uniquement avec l'infundibulum du ventricule et avait les trois valvules habituelles. Il ne naissait aucun vaisseau du ventricule gauche. Communication sémi-lunaire à la base de la cloison ventriculaire

Gintrac, Mémoire sur la Cyanose 1824, rapporte trois observations de cœurs présentant une seule oreillette et un seul ventricule, l'aorte et l'artère pulmonaire naissant de celui-ci par un tronc commun. Une fois l'enfant vécut sept jours, une autre fois, dix jours, et la troisième un mois (obs. 12, 15, 29).

Bulletin de la Société anatomique 1872, p. 389. — Absence de canal artériel; réunion de l'aorte et de l'artère pulmonaire.

M. Budin, interne des hôpitaux, présente le cœur d'un nouveau-né. Il existe un seul tronc pour l'aorte et l'artère pulmonaire. Il n'existe pas de canal artériel. Les veines pulmonaires ne se rendent pas au cœur, mais dans les veines caves. L'oreillette droite développée communique par un trou de Botal très-large avec l'oreillette gauche qui est très-petite.

Ch. Bernard (Union med. mars 1860), relate un cas analogue à celui de Standert (deux cavités : une oreillette et un ventricule).

Cyanosis with deficiency of the interventricular septum by J. Johnston. British med. Journal 28 sept. 1872). Dans cette observation, il y avait, avec un ventricule unique, étroitesse de l'artère pulmonaire, et perméabilité du canal artériel. Mais l'auteur ajoute : « Le docteur Peacock a vu un cas où l'artère pulmonaire était absente. Le sang allait de l'aorte aux poumons par des vaisseaux collatéraux. »

Charnal, bulletin de la Société Anatomique 1856, p. 435 et seq.

L'enfant ne présentait rien d'anormal au moment de sa naissance, mais 48 heures après, cyanose rapide et généralisée. Pas de bruit anormal à l'articulation du cœur. La respiration était libre. Deux jours après, dyspnée ; mort le lendemain.

A l'autopsie, rien dans les poumons, cœur de volume normal. A sa base on ne trouvait qu'un seul tronc artériel se dirigeant en haut et à droite comme l'aorte. L'infundibulum du ventricule droit existe, mais au lieu de donner naissance à l'artère pulmonaire, il se termine en cul-de-sac. L'aorte ascendante donne à droite, à deux centim de son origine un tronc pulmonaire, et à gauche, un peu au-dessus, une seconde branche artérielle, large de 15 m. m. Communication interauriculaire et interventriculaire. L'aorte, depuis son origine jusqu'au point où elle fournit les branches pulmonaires, présente une dilatation très-considérable.

Faits analogues : Fait de Tiedmann cité par Chevers, dans London medical Gazette, 1846, t. XXXVIII. p. 276. Fait de Van Hall publié en 1825 dans les Archives générales de médecine. Fait de Clark, (arch. gén. de méd. 1847.) Citons en outre les thèses de Deguise 1843, de Pize 1854, le mémoire de Mauran (1), journal des progrès 1826, t. VII, p. 259, etc..... Nuhn. Anomalie très-rare de cœur ou manque congénital du cône artériel droit. (Henle und Pleiffer's Zeitschrift. t. 24.) Dans le Canstatt's Jahresbericht, 1861, t. IV, p. 19, on mentionne le mémoire d'Hervieux, qui rapporte le cas d'un enfant de 10 jours chez lequel le cœur était hypertrophié ; l'artère pulmonaire manquait complètement, ainsi que le canal artériel. Les poumons ne recevaient du sang que des artères bronchiques. Communication interauriculaire et interventriculaire. L'aorte naissait à la fois des deux ventricules.

Nous n'avons pas la prétention de citer tous les cas de segmentation incomplète ou d'absence de segmentation du bulbe aortique, qui existent dans la littérature médicale. Seulement le petit nombre de faits que nous rapportons, suffit pour donner une idée exacte de l'arrêt de développement qui fait le sujet de notre première catégorie.

Nous avons encore bien moins l'intention de faire une énumération des cas de notre seconde catégorie. Nous n'en rapporterons que quelques-uns, car ils sont infiniment plus nombreux que ceux que nous venons de décrire. Toutefois, il ne faudrait pas croire que l'aorte et l'artère naissant à la place l'une de l'autre, sont, quant à leur volume et à leur insertion dans des conditions normales, et que le cœur ne présente dans ce cas aucune autre défectuosité.

Nous allons voir par les exemples suivants, qu'au contraire, la transposition des troncs artériels n'est jamais

(1) Une seulle oreillette, un seul ventricule. Aorte naissant à droite de l'art. pulmonaire. Celle-ci, oblitérée à son origine, reçoit son sang de l'aorte par le canal artériel.

nette, complète et isolée, mais qu'elle s'accompagne toujours de quelque autre vice de conformation ; et cela, on le conçoit, est indispensable, pour que la vie de l'embryon, ou même de l'enfant, ait pu se maintenir plus ou moins de temps.

Nous ne rangerons pas dans notre division le cas de Dickinson (1). Cet auteur rapporte une transposition du cœur et de l'aorte chez un homme de 31 ans. Le ventricule et l'oreillette droits remplissaient le rôle de cœur gauche, et en avaient les caractères, et vice-versa pour l'oreillette et le ventricule gauches. L'aorte et les artères pulmonaires sortent du ventricule droit.

Ici la question est un peu plus complexe. On n'a affaire qu'à une transposition des oreillettes et des ventricules, l'aorte et l'artère pulmonaire sortant ensemble du ventricule gauche, qui par sa position est à droite. L'auteur ne dit pas s'il y avait une communication interventriculaire. Ce fait serait alors analogue aux nôtres.

Peacock. Malformation of the heart. Transact. of the path. Soc. t. XVII, p. 45. Enfant de 7 ans. Cyanose, syncopes, respiration difficile, mort. Cœur volumineux. Ventricule droit très-développé. Le gauche est fort atrophié. Trou de Botal fermé ; conduit interventriculaire ouvert. L'aorte naît un peu du ventricule gauche mais beaucoup du droit.

Malformation of the heart. Med. times and Gaz. 454. A la Société pathologique de Londres fut présenté le 17 octobre 1865, le cœur d'un enfant de 7 ans qui avait été cyanosé toute sa vie. Le trou de Botal était fermé, l'artère pulmonaire rétrécie. L'aorte naissait du ventricule droit.

J. de Bary. Virchow's Archiv. 1864, p. 430. Atrésie de l'œsophage. Transposition complète des viscères. Origine de l'aorte et de l'artère pulmonaire dans le même ventricule.

Jahresbericht über die Leistungen und Fortschritte in der ges. med. Berlin 1871, t. I, p. 293.

Fränkel rapporte un cas de transposition de gros troncs sortant du cœur

(1) Dickinson. Malformation of the heart. Transact. of the pathol. Soc.. t. XVII, p. 83, 1866.

sur un nouveau-né de sept semaines. Cyanose, épistaxis, mort. L'aorte naît du ventricule droit. L'artère pulmonaire du ventricule gauche. Canal artériel largement ouvert. Les deux oreillettes reçoivent normalement leurs veines. Cœur hypertrophié dans sa moitié droite. Trou de Botal ouvert. Cloison interventriculaire non perforée.

L'auteur allemand fait suivre cette observation de ces réflexions : La transposition des gros vaisseaux n'étant pas ici, comme cela a lieu d'ordinaire, compensée par une communication interventriculaire, il est difficile de comprendre comment se faisait la circulation, surtout dans les poumons. » Puis, quelques lignes plus bas : Une valvule d'Eustachi très-forte fait passer dans l'oreillette gauche par le trou de Botal, le sang qui vient du corps par la veine-cave, et d'autre part le ventricule droit hypertrophié, dirige le sang dans l'artère pulmonaire par le canal artériel. »

Nous comprenons, jusqu'à un certain point, l'étonnement de l'auteur. D'après les détails anatomiques qu'il donne, on conçoit difficilement que la vie ait pu se maintenir pendant sept semaines. I. Geoffroy Saint-Hilaire s'exprime ainsi : « Il est à remarquer que les états les plus anormaux du cœur ne sont pas toujours ceux qui entravent davantage l'accomplissement des fonctions circulatoire et respiratoire. On conçoit, en effet très-bien, qu'un vice de conformation nécessairement morbide, s'il existait seul, par exemple, l'oblitération de l'artère pulmonaire, peut ne plus apporter d'obstacles insurmontables à l'accomplissement de la vie si la présence d'une seconde anomalie vient ouvrir de nouvelles voies à la circulation, et créer une double voie qui, quoique doublement contraire à l'ordre normal, se trouve cependant harmonique. »

Dans le cas actuel, le trou de Botal et le canal artériel suffisaient à atténuer les effets de la transposition, comment? Nous l'ignorons, et nous dirons comme Cruveil-

(1) Loc. cit., 565.

hier, que bien que quelquefois, d'après l'examen anatomique, la compensation semble impossible, on est forcé, puisque la vie s'est maintenue, d'admettre qu'elle a eu lieu.

Le rédacteur du Jahresbericht etc.. Berlin 1871, dit, t. I, p. 293. « Dans la littérature on trouve 35 cas d'atrésie de l'artère pulmonaire et d'émergence de l'aorte des deux ventricules à la fois. » Dans ce travail de statistique sont évidemment compris quelques-uns des cas dont nous faisons mention.

Archives de Virchow 1863, t. XXVIII, p. 405. Lebert, prof. à Breslau, rapporte un cas de naissance de l'aorte du ventricule droit à côté de l'artère pulmonaire avec persistance du trou de Botal et de l'ouverture interventriculaire, sans cyanose, et avec conservation de la vie jusqu'à l'âge de 20 ans. Le ventricule droit était hypertrophié, l'oreillette gauche excessivement dilatée.

Ce même cas est rapporté dans le Schmidt's Jahrbücher, 1864, n° 2.

Swayne, Brit. med. journ. Le 28 mars 1862, rapporte un cas de cyanose. Il y avait sténose du cône artériel avec communication interauriculaire, persistance du canal artériel, et émergence de l'aorte des deux ventricules à la fois.

Comme il nous est impossible de rechercher l'origine particulière de chaque observation entrant dans la statistique de divers auteurs, nous nous contenterons d'indiquer leurs chiffres, admettant forcément que des observations communes se retrouvent dans plusieurs statistiques.

A. W.. Otto, dans son traité d'anatomie pathol. t. I, Berlin 1830, p. 303, dit qu'il y a 11 cas de transposition des troncs vasculaires sortant du cœur. Un douzième cas est rapporté dans Archiv, für med. Erfahrung. 1818, tome II, p. 552..

E. Martin prof. à Iéna (1) rapporte une observation dont voici le résumé succinct :

Grossesse et délivrance normales. L'enfant était beau. Il eut des phénomènes de cyanose à la 3e semaine, puis à la 8e ; enfin à la 10e semaine, après des intervalles d'amélioration, il est pris la nuit, de toux et de convulsions. La peau est bleuâtre. Mort. Trou de Botal ouvert ; communication interventriculaire. Quant à l'origine des gros vaisseaux, elle est des

(1) Müller's Archiv für Anat. und Phys., 1839, avec deux figures, 3er Heft., t. IX, p. 222.

plus remarquables. L'artère pulmonaire qui, d'ailleurs présente un renflement extraordinaire immédiatement au-dessus de son point d'origine, naît de l'angle postéro-interne du ventricule gauche. L'aorte naît de l'angle antéro-interne du ventricule droit puis, elle se recourbe au-dessus de l'artère pulmonaire pour se porter en arrière d'elle. Les valvules semi-lunaires aortiques sont très-bien constituées. Immédiatement au-dessus de ces valvules naissent les deux artères coronaires. Le cœur reçoit donc comme le reste du corps un sang mélangé. Le tronc branchio-céphalique est à gauche. Le canal artériel est tout à fait normal. L'artère pulmonaire qui présente au-dessus de son point d'origine un vrai renflement bulbiforme remarquable par une texture plus solide, se divise en deux fortes branches pulmonaires et c'est au niveau de cette bifurcation que vient s'aboucher le canal artériel.

Archiv. für phys. Heilkunde, Stuttgart, 1846, t. V, p. 288. Transposition de l'aorte et de l'artère pulmonaire dans le cœur d'un nouveau-né du sexe féminin, par Beck (1). Cyanose à la naissance. Pouls et respiration irréguliers. Mort au bout de 75 heures. Autopsie. Aorte complètement découverte en avant, et artère pulmonaire cachée, contrairement à l'état normal. Ventricule droit plus fort que le gauche. La cloison interventriculaire est complète. Du ventricule droit naît aux lieu et place de l'art. pulm. une artère aorte de fort calibre qui se comporte normalement. L'artère pulmonaire prend naissance du ventricule gauche et se portant un peu à droite, se divise en trois branches : deux latérales pour les poumons, une intermédiaire qui est le canal artériel largement ouvert. Le trou de Botal est ouvert. Les oreillettes et les vaisseaux qui s'y rendent n'offrent rien de particulier.

L'auteur continue en ces termes : Voici d'après mes recherches, les cas analogues au mien qui ont été publiés jusqu'à ce jour. (Janvier 1846).

« Baillie (a series of engravings etc. London 1812, p. 21, table VI) a vu l'aorte sortir du ventricule droit, et l'artère pulmonaire du ventricule gauche sur un enfant de 2 mois et demi. La crosse de l'aorte donnait naissance à deux troncs : un tronc brachio-céphalique d'où partaient la sous-clavière droite et les deux carotides et une sous clavière gauche. Le canal artériel et le trou de Botal étaient ouverts.

« Langstaff (London médical review. t. IV 1811, p. 88) a vu un cas semblable sur un enfant qui avait vécu six semaines : L'oreillette droite, était dilatée et ses parois aussi fortes que celles des ventricules.

« Wistar (system of anatomy. 1814 Philadelphie, t. II, p. 78) vit un enfant de 2 deux ans et demi porteur d'une anomalie semblable. Chose intéressante à noter, le canal artériel était complètement oblitéré, mais le trou de Botal était largement ouvert (9 lignes de diamètre).

(1) Professeur libre à la Maternité de Fribourg.

« Farre (Pathological researches, t. I, p. 29) vit un cas analogue sur un enfant de 5 mois mort d'asphyxie dans le cours d'une variole. L'artère pulmonaire était rétrécie. Le trou de Botal et le canal artériel, ouverts.

« Meckel (tabulœ anatomico-pathologicœ, Fasc. II, tabl. IX, et descriptio monstrorum nonnullorum: p. 21) en rapporte 3 cas. Dans l'un, outre la perméabilité persistante du canal artériel et du trou de botal, il existait une communication à travers la cloison interventriculaire. Ce cas a éte observé sur un mouton ; des deux autres, l'un a trait à un bœuf, l'autre à un veau à deux têtes.

« Gamage (New England Journal of medicine and surgery, Boston 1815, t. II, p. 84) rapporte un cas où tous les viscères étaient transposés. La partie droite du cœur répondait à ce qui constitue normalement le cœur gauche et inversement, le tronc brachio-céphalique était à gauche.

« Tiedmann (Zeitschrift für Physiologie, von Tiedmann, und L. C. reviranus 1824, t. I, p. 111-119), vit une transposition des troncs artériels sur le cœur d'un enfant de 12 jours.

« La même année Ed. D'alton (dissert. de cyanopath. species, Bonnœ 1824) dans sa thèse inaugurale, communique le cas d'une jeune fille de 15 ans sur qui il trouva une transposition de l'aorte et de l'artère pulmonaire. Le trou de Botal était seul ouvert, mais il l'était largement, il admettait le bout du petit doigt.

« Wilkingson King (London and Edinburgh Mently journal, jan. 1844 vit sur un enfant de 2 ans et demi la transposition de l'aorte et de l'artère pulmonaire, avec communication interauriculaire et interventriculaire.

« Le professeur Walshe (Med. chirurg. transact. t. XXV 1842) a vu la même transposition avec la perméabilité conservée du canal artériel.

« D'après Otto, des cas semblables ont été décrits par Jos. Burkart (D. de humano monstro notabili, Friburg Brisg. 1825) et par Dugès (journal général de médecine 1827, t. 101, p. 88). Malheureusement je n'ai pas pu me procurer ces observations.

« Cruveilhier et Theile ne mentionnent point cette anomalie. Otto, Andral, Albers, Nasse et Rokitansky en parlent sans en donner les détails.

« En somme, on constate que pendant la vie les symptômes ont toujours été les mêmes ; la mort survint par asphyxie. La transposition des artères aorte et pulmonaire détermine cette asphyxie avec cyanose de téguments. Le plus ou moins de la vie dépend du plus ou moins de largeur que pré-

(1) L'oreillette droite recevait les veines caves, l'oreillette gauche, les veines pulmonaires, l'aorte naît du ventricule droit et, à son origine, recouvre l'artère pulmonaire Celle-ci naît du ventricule gauche. La cloison interventriculaire n'est pas perforée. L'enfant vécut dix mois.

sentent les communications interventriculaire ou interauriculaire, ou le canal artériel.

« Il n'y a que Otto (patholog. anat. 1830, t. I, p. 347) qui ait observé un cas de transposition des gros troncs veineux, avec émergence des troncs artériels. »

Tüngel (Prager Vierteljahrsschrift, 1862, t. IV) raporte un cas d'anomalie cardiaque avec communication interauriculaire, anomalie d'origine des gros vaisseaux, aorte naissant à la fois des deux ventricules. Trou de Botal oblitéré. Le sujet mourut à 19 ans.

Dusch (canstatt's Jahresbericht, 1860, t. III, p. 179) communique un cas de perforation de septum ventriculaire, coïncidant avec une sténose considérable du cône artériel droit, chez un enfant de 11 ans. L'auteur croit que cette sténose de l'infudibulum pourrait être survenue depuis la naissance quoique la communication interventriculaire soit congénitale. C'est donc tout le contraire, comme nous le verrons plus loin, de ce qu'admet M. Meyer de Zürich.

Je tiens essentiellement à répondre d'avance à un reproche que l'on serait tenté de me faire en voyant que les observations que je cite sont en grande partie extraites des ouvrages anglais ou allemands ; on pourrait m'accuser de négliger les trésors de notre littérature médicale française pour fouiller exclusivement dans la littérature étrangère. Loin de moi une telle idée : la déférence à l'Allemagne ne saurait convenir ni à mon caractère, ni à ma position spéciale. Si j'ai feuilleté les revues périodiques allemandes et si mon ami le Dr Coyne m'a aidé avec la plus grande obligeance pour les ouvrages Anglais, c'est que les cas qui s'y trouvent nous sont certainement moins connus que ceux de nos auteurs nationaux (1) ; et que ceux-ci, chacun peut les parcourir bien plus facilement Ils ne sont certes pas moins nombreux, et il nous suffira d'en citer quelques-uns :

Ducrest. Archives générales de médecine, 1840, t. IX, p. 76. — Observation d'une disposition anormale de l'aorte dans laquelle ce vaisseau était

(1) J'espère même que les indications bibliographiques que je donne ne seront pas sans quelque utilité.

implanté sur le ventricule droit, le ventricule gauche donnant naissance l'artère pulmonaire

L'enfant, cyanosée dès sa naissance, vécut dix heures.

A l'autopsie, on constate que cette enfant était à terme. Les poumo surnageaient dans l'eau. Tout était dans l'état normal, sauf l'origine d deux troncs artériels. L'aorte implantée sur le ventricule droit émettait l deux artères coronaires cardiaques. Le tronc de l'artère pulmonaire nai sait du ventricule gauche, et après un court trajet au côté gauche l'aorte, se divisait en trois branches : deux allaient au poumon, l'autre r présentant le canal artériel s'abouchait avec l'aorte vers la fin de sa cou bure. Les deux veines caves et la veine cardiaque débouchaient dans l'ore lette droite. L'oreillette gauche recevait les quatre veines pulmonaires. Tr de Botal fermé. Cloison interventriculaire complète.

Martin. (Bullet. de la Soc. anat., 1826, p. 39).—Enfant d'un mois et der qui avait succombé à des vomissements convulsifs. L'estomac et les inte tins étaient transposés. Le foie occupait les deux hypochondres. La ra n'existait point.

Le cœur très-volumineux était renversé. Le tronc pulmonaire qu'on a rait dû voir à la partie antéro-latérale droite se trouvait à la partie postér latérale gauche. La crosse de l'aorte se présentait la première ; elle prena son origine à la base du cœur à l'endroit d'où part ordinairement le tro pulmonaire, et dans sa partie convexe donnait naissance, de droite à ga che, au tronc brachio-céphalique, à la carotide et la sous-clavière gauche

L'artère pulmonaire prenant naissance au côté gauche de la base c cœur se divisait bientôt en trois branches : deux artères pulmonaires entre elles le canal artériel. Les oreillettes communiquaient entre ell dans toute leur étendue postérieure.

Chaque oreillette fournissait une veine cave supérieure et une veine ca inférieure (1). Les veines pulmonaires s'ouvraient à la partie postérieure l'oreillette commune. L'auteur ne parle pas de la cloison interventriculair mais ils communiquaient forcément ensemble, car il dit : les deux oreillett n'en formaient qu'une par l'absence complète de cloison. Elle s'ouvra dans la cloison ventriculaire par une ouverture large avec valvules

Stoltz (*Gazette médicale* de Paris, 1852, p, 154).—Enfant mort cinq jou après la naissance. Atélectasie pulmonaire. Cœur volumineux. Oreillet droite volumineuse ; la gauche est petite. Elles sont séparées par une valvu qui recouvre complètement le trou de Botal, et reçoivent chacune normal lement leurs veines. Le ventricule droit est séparé de son oreillette par ur valvule mitrale ; il donne naissance à l'artère aorte, qui se compor ensuite comme à son ordinaire. L'orifice auriculo-ventriculaire gauche e garni d'une valvule tricuspide.

(1) Nous voyons là une démonstration pathologique de la théorie d la dualité primitive des organes, de Serres.

Breschet (1), dans un mémoire sur l'ectopie cardiaque, rapporte deux observations intéressantes d'inversion des gros troncs artériels partant du cœur. Nous allons résumer ces faits ; mais la pathogénie qu'il en donne, en rapport du reste avec les connaissances embryogéniques de son temps (1834), est très-insuffisante. Il attribue cette transposition au développement plus précoce du côté droit. Ainsi, pour l'aorte, « le rachis, dit-il, se développant plus tôt du côté droit, rejette ce vaisseau du côté gauche. Mais si, par une circonstance fortuite, et dont nous ignorons la cause, la moitié gauche du rachis se développe d'une manière plus précoce, alors l'aorte est portée à droite, et elle entraîne le cœur avec elle. »

Obs. I. — Enfant mâle, mort à un mois, sans avoir offert de cyanose. Le cœur était placé dans un sens opposé à celui où il se trouve à l'état ordinaire. La pointe était à droite et en avant. Sur sa base on distinguait deux oreillettes ; dans la droite se rendaient deux veines caves. L'oreillette gauche dilatée recevait d'abord une veine cave descendante dans laquelle venaient se jeter les veines pulmonaires gauches, puis une sorte de veine cave inférieure abdominale, mais qui ne venait que du foie. La cloison interauriculaire étant peu développée et les trous ovales tellement larges, que les deux oreillettes ne semblaient former qu'une seule cavité. Le ventricule était unique, large, à parois épaisses ; il sortait de sa base un tronc artériel très-volumineux qui se portait de bas en haut et se recourbait de gauche à droite au-dessus du pédicule pulmonaire droit. A la base du ventricule, il y avait deux ouvertures, une près des oreillettes à laquelle il y avait une valvule et une autre près de l'aorte ; l'artère pulmonaire, quoique existante, ne suivait pas inférieurement dans le ventricule. L'aorte large à sa base pourvue de valvules, se portait à droite et donnait par la concavité de sa courbure une branche qui allait s'ouvrir dans l'artère pulmonaire, dans le point où elle se divise en deux branches latérales et formait un canal artériel volumineux. L'artère pulmonaire située à gauche un peu derrière l'aorte, à parois minces, se divisait en deux branches, une pour chaque poumon. Inférieurement dans le point de son insertion au cœur, dans le lieu où les valvules sigmoïdes auraient dû exister, cette artère offrait un cul-de-sac et ne communiquait ni avec le ventricule, ni avec l'oreillette.

Obs. II. — Enfant mort à l'âge de six semaines. Cœur constitué par une

(1) Répertoire général d'anatomie et de physiol. patholog., t. II, p. 12.

oreillette et un seul ventricule communiquant très-largement par un seul orifice auriculo ventriculaire. En avant et à droite, partait l'aorte qui formait sa courbure à gauche. L'artère pulmonaire sortait à gauche et en arrière. Il y avait deux canaux artériels. L'un partait de la branche droite de l'artère pulmonaire et communiquait avec le tronc brachio-céphalique. L'autre partait de la branche gauche et se rendait à la concavité de la crosse aortique. Il y avait deux veines caves inférieures et deux veines caves supérieures (Théorie de Serres).

Dans l'observation de Dugès (1), l'enfant ne vécut que cinq jours. Les oreillettes avaient leur situation et leurs rapports normaux. Mais à l'oreillette gauche correspondait un ventricule donnant naissance à l'aorte. Canal artériel peu développé.

Gendrin (*Journal général de médecine*, 1827, t. CI, p. 186 à 325) a fait un mémoire sur les anomalies cardiaques dont nous ne rapporterons pas les conclusions, parce que la plupart ne sont pas en rapport avec les connaissances actuelles. Il a divisé les anomalies en six classes : cœurs qui n'ont qu'une cavité, cœurs qui ont deux cavités, cœurs qui ont trois cavités, cœurs qui ont quatre cavités communiquant irrégulièrement entre elles, cœurs dont les orifices vasculaires sont irréguliers; cœurs dont les vaisseaux afférents ou efférents sont mal conformés à l'origine. Il rapporte quelques observations de chaque classe d'anomalies. Sous ce rapport, il imite M. E. Gintrac (2).

Cruveilhier (*Anat. pathol.* 1852, t. II, p. 466 à 515) a fait une étude sérieuse des anomalies du cœur. Mais en vérifiant les assertions de Beck (3), nous avons constaté qu'en effet, il ne cite pas de cas d'inversion d'origine des gros troncs artériels. Il insiste sur la division à établir entre les anomalies congénitales et celles qui peuvent survenir accidentellement. Il rappelle des cas de communication accidentelle et morbide de l'aorte et de l'artère pulmonaire par anévrysmes. Quant à la communication interauriculaire ou interventriculaire d'origine pathologique et accidentelle, il conseille d'être très-réservé avant de l'admettre ; les observations réelles en sont fort rares. « La disposition réticulée du fond de la fosse ovale ne me

(1) Loc. cit.
(2) Loc. cit.
(3) Loc. cit.

paraît pas une preuve suffisante de perforation par travail morbide. « Quant à la communication interventriculaire accidentelle, chez des malades d'un âge plus ou moins avancé, il en rapporte cinq ou six observations dues à Fouquier, Laënnec, Fouilhoux etc... (p. 510).

M. Bouillaud, (*Traité des maladies du cœur*, 1841, t. I. p. 589) dit également que ces perforations accidentelles sont très-rares. Un cas de perforation du septum membranaceum chez un enfant de 12 ans, dû à Corvisart, et un autre cas dû à Thibert, lui semblent douteux. L'érosion, les tubercules rouges des bords de l'orifice ne prouvent pas une origine morbide. Néanmoins, il ne faut pas repousser la possibilité de cette perforation pathologique, car, d'autre part, l'état lisse et uni de l'érosion ne prouve pas qu'elle soit congénitale et qu'elle ne puisse provenir d'un travail inflammatoire ou autre.

Il décrit (1) le cœur d'un sujet mort à 39 ans, sans avoir présenté de cyanose. Cloison interauriculaire saine, la cloison interventriculaire manque. Ventricule droit petit. L'orifice ventriculo-aortique est rétréci, il a deux valvules. L'artère pulmonaire n'est point dilatée : elle n'a pas ses valvules, mais elle a à son origine un orifice arrondi percé au centre d'un diaphragme membraneux. L'aorte ascendante naît plus à gauche qu'à l'état normal ; elle est située sur un plan à peine antérieur à celui de l'artère pulmonaire qu'elle croise ordinairement. Placée ainsi à côté de cette dernière, elle se porte à droite au lieu de se diriger à gauche. Dans toute sa hauteur l'aorte sous-sternale occupe à droite la même place qu'elle occupe à gauche dans l'état normal.

Deguise (de la cyanose cardiaque, thèse Paris, 1843) donne des anomalies capables de produire la cyanose, sept divisions, et dix-sept subdivisions. Il rapporte toutes les observations qu'il a pu réunir dans la science, c'est-à-dire un nombre de 82 cas. Nous ne donnerons de ce long et intéressant travail que les tableaux suivants :

Il a trouvé l'artère pulmonaire rétrécie	37	fois.
— oblitérée ou manquant	8	»
— dilatée	6	»
L'aorte dilatée	8	»
rétrécie	2	»

(1) Bullet. de l'Acad. de méd., t. XXVIII, p. 777.

Le cœur droit a été plus souvent atteint que le cœur gauche. Il a éprouvé surtout de la dilatation et de l'hypertrophie, tandis que le droit a été plus souvent rétréci et atrophié.

Communication entre les ventricules.

Communication simple	13 fois
— avec trou de Botal	17 »
— avec canal artériel	2 »
— avec trou de Botal et canal artériel	6 »
Les quatre cavités communiquant ensemble	1 »
Total	39 fois.

Communication entre les oreillettes.

Communication simple	17 fois.
— avec persistance du canal artériel	6 »
— avec communication interventriculaire	17 »
— avec les deux à la fois	6 »
Les quatre cavités communiquant ensemble	1 »
— avec transposition de l'aorte et de l'art. pulm.	1 »
— avec transposition de l'aorte, de l'artère pulmonaire et persistance du canal artériel	2 »
— avec un seul ventricule	2 »
Total	52 fois.

Persistance du canal artériel.

Persistance du canal artériel et du trou de Botal	6 fois.
— et communication interventriculaire	2 »
— avec trou de Botal persistant, et communication interventriculaire	6 »
— avec transposition des gross. artèr.	1 »
— avec trou de Botal et transposition des gros troncs artériels	2 »
— avec cœur simple	1 »
Total	18 fois.

Pize (considérations sur les anomalies cardiaques et vasculaires, thèse Paris, 1854) adopte à peu près les mêmes divisions : il relate 67 observations.

Nous rappellerons que dans les Bulletins de la société anatomique, on trouve de temps en temps, relatés, des faits analogues qui nous occupent, entre autres par Lediberder, (1836, p. 68.) : cloison interventriculaire perforée, oblitération de l'artère pulmonaire ; un véritable trou fait communiquer l'aorte avec l'artère pulmonaire, et sert de canal artériel.

H. Roger. (Ibidem 1858, p. 437). Etat incomplet de la cloison interventriculaire.

Peraté. (Ibidem 1858, p. 450) ; Guibert. (Ibidem 1860, p. 55) Ollivier. 1861, p. 321) ; Guéniot. 1862, p. 159).

Contentons-nous de citer la thèse de notre ami le Dr Guillon, (De la cyanose dans la perforation de la cloison interventriculaire, Paris 1873), qui est surtout une étude clinique; et enfin les quelques indications bibliographiques relatives à notre sujet, que nous avons trouvées dans le Journal de M. Hayem, depuis sa fondation jusqu'à ce jour:

Vice de conformation congénital du cœur, observation de George W. Balfour, (The Lancet 19 sept. 1874, p. 409).

Anatomische Beschreibung eines Acardiacus par Moldenhauer (Arch. f. Gynœkologie t. V, fasc. 2. Berlin 1873)

Befund eines angborenen Herzfehlers par le Dr Schuhmacher; de Salzbourg (Wiener med. Wochenschrift p. 854. 1873).

Cyanose. Rétrécissement de l'art. pulm. ; communication interventricul. Endocardite végétante. Pneumonie caséeuse, mort. Par M. Ch. Petit, Bullet. de la soc. anat. 5e série, t. VIII. 38e année, (1873. p. 408).

Endocardite ulcéreuse; anévrysme d'une sigmoïde et de la paroi interventriculaire; myocardite, mort, par M. Caubet, int. des Hôp. (Bull. de la soc. anat. 1872, 2e série, t. XVII, p. 144). Dans ce cas, il est possible, si la vie avait persisté, que l'anévrysme eût fait des progrès et amené une communication de la cloison.

Un cas analogue est rapporté par le Dr Hjalmar Heiberg prof. d'Anat. path. à Christiania. (Ein Fall von Endocarditis ulcerosa puerperalis mit Pilz bildungen im Herzen. Arch. f. path. Anat. B. LVI, s. 1. 1873).

Biesadecki: sur deux cas rares de malformation du cœur, (in Untersuchungen aus dem Krakauer Anat. Institute Wien 1872).

Virchow rapporte, dans ses Archives, le cas suivant de transposition des viscères et d'affections étendues chez un nouveau-né, mort aussitôt sa naissance. Il était œdématié, comme sa mère, qui avait une maladie de cœur. Les organes abdominaux étaient complètement transposés ; il y avait eu en outre des traces de péritonite généralisée. Liquide dans le thorax. Cœur gros, à pointe dirigée en arrière; sillon interventriculaire non marqué. L'aorte naissant de la partie supérieure gauche du cœur se portait à droite, et se dirigeant brusquement en arrière, descendait à gauche de la colonne vertébrale. Elle fournissait normalement les vaisseaux naissant de la crosse. Il n'existait qu'une seule oreillette, spacieuse, dont la moitié gauche présentait un filament faiblement musculeux, enfin, dirigé de gauche à droite, de haut en bas et d'arrière en avant: l'insertion supérieure s'est faite au-dessous et à gauche de l'ouverture de la veine cave supérieure; l'insertion inférieure au-dessus et en avant de l'ouverture de la veine cave inférieure. On peut regarder ce ligament comme le dernier vestige du septum atriorum qui avait disparu. Une incision perpendiculaire sur la paroi ventriculaire antérieure montre un ventricule vaste, à parois assez épaisses, communiquant avec l'unique oreillette par une ouverture large d'un demi pouce, et garnie de valvules très-analogues aux tricuspides. On voit en avant, à gauche et en haut de l'extrémité antérieure de cette valvule et du fort muscle papillaire qui s'y fixe, s'enfoncer un prolongement de la cavité ventriculaire, prolongement entouré de très-fortes parois musculaires, et dans lequel existait l'ouverture rétrécie de l'artère pulmonaire. Cet orifice est en avant de celui de l'aorte; il est entouré d'un tissu cellulaire sclérosé. L'artère pulmonaire est petite, à parois minces. Son tronc principal est dirigé de gauche à droite, en sorte que la branche qui va au poumon droit semble être la continuation directe du tronc principal; la branche destinée au poumon gauche passe en arrière de l'aorte, et là, communique avec elle par un canal artériel normal. L'aorte est relativement volumineuse. On ne pouvait d'abord reconnaître le point de son ouverture dans l'intérieur du cœur. Enfin on finit par découvrir qu'elle venait s'aboucher dans un second ventricule qui était petit, caché dans la paroi du cœur, et à gauche, il occupait réellement la place du ventricule gauche. Ce petit ventricule communiquait aussi par un orifice assez large avec l'oreillette unique. Les veines pulmonaires s'ouvrent aussi dans cette oreillette, mais un peu à droite et en arrière.

La sténose de l'ouverture de l'artère pulmonaire est la suite d'une endocardite. Les résultats de la transposition sont que les veines s'ouvrent à gauche et les veines pulmonaires à droite dans l'oreillette unique. Ces derniers faits sont indépendants de l'endocardite. L'inflammation qui a atteint l'origine de l'artère pulmonaire, est parallèle aux inflammations de l'abdomen, qui y avaient déterminé des adhérences. Comparez le cas que j'ai examiné il y a quelques années: Grabner, un cas de transposition des organes thoraciques et abdominaux. (Würtzburg 1854). Dans ce cas l'auteur assigne une double cause aux vices de conformation complexes qui atteignaient le cœur: 1o Arrêt de développement; 2° endocardite fœtale. Il est difficile de se prononcer sur la réalité de cette endocardite, comme nous le verrons plus loin dans l'exposé des théories relatives à ces anomalies. (1)

Sansom (Med. Times and Gazette 9 jan. 1875), rapporte sous le titre de Cases of congenital Cyanosis, trois observations où il y avait, dans la première simple persistance du trou de Botal (Enfant de huit mois), dans les deux

(1) Ce fait de Virchow est comparable à celui de M. Guéniot.

autres, persistance du trou de Botal, et communication interventriculaire; l'un des enfants avait vécu cinq mois, l'autre neuf mois.

Citons simplement : Zepuder (Fœtale Missbildung des Herzens, Wien Med. Heilk. t. III. p. 35. 1862).

Ecker (Bildungs fehler des Herzens und Pancreas Zeitschrift f. rat. Med. 3 R. 14 B. 3 H. 1862).

M. Norman Chevers, dans son mémoire intitulé : Morbid Conditions o the pulmonary artery, (1) analysé dans les Archives de médecine, 4e série t. XXX, rapporte la description d'un cœur du Guy's Museum. Cœur d'un jeune enfant, dans lequel l'aorte naît du ventricule droit, l'artère pulmonaire du gauche. Le canal artériel est ouvert, la cloison ventriculaire complète. Le trou ovale libre.

Il se produit ensuite le cas de Farre, déjà cité ; celui de J. F. Meckel Enfant ayant vécu deux ans et demi ; l'aorte naissait du ventricule pulmonaire, et l'art. pulmonaire du ventricule gauche. Le canal artériel était complètement fermé : le trou ovale ouvert de huit à neuf lignes. Puis un deuxième cas de Meckel observé sur un agneau qui vécut deux jours : Il y avait transposition de l'artère pulmonaire et de l'aorte. La première naissait du ventricule gauche, la seconde du ventricule droit. Le canal artériel était largement ouvert. Les branches de l'artère pulmonaire étaient petites. L'aorte formait sa crosse à gauche. Le trou ovale était ouvert, et la cloison ventriculaire était incomplète.

Il rapporte aussi le cas de King (2) où contrairement au titre de l'observation, il n'est pas dit dans le texte que les vaisseaux fussent transposés. Il y avait communication inter auriculaire et interventriculaire. Après son abouchement avec le canal artériel, l'aorte devenait très-étroite.

Dans le cas du Dr Worthington cité ensuite, il y avait inversion incomplète. Les veines pulmonaires s'ouvraient dans l'oreillette droite, très-petite, et qui ne communiquait pas avec le ventricule droit. Le trou ovale était ouvert ; le sang venant des poumons passait donc dans l'oreillette gauche et de là, dans le ventricule gauche. Celui-ci communiquait avec le droit, par une ouverture au-dessous de l'embouchure de l'aorte. L'artère pulmonaire naissait du ventricule gauche à peu de distance de l'aorte. Il n'y avait pas de canal artériel. Malgré le mélange intime des deux sangs, la petite fille vécut 22 mois.

Johnson (Améric. Journ. of med. sc. New ser., t. XX, et British and for med. chir review. 1851). L'enfant mulâtre vécut deux mois, cyanosé. Il y

(1) Gazette médicale de Lonnres, 1846 et 1847, t. XXXVIII, p. 276.
(2) Medical Gazette, 1841.

avait transposition d'origine de l'artère pulmonaire et de l'aorte. L'artère pulmonaire avait un large orifice. Le trou ovale était ouvert. Les deux ventricules communiquaient largement. Les oreillettes recevaient leurs veines comme à l'état normal.

Stedman, Lancet 1841-42. vol. I. p. 645. Chez une petite fille de quinze jours apparut sans cause apparente de la cyanose avec dyspnée. L'enfant mourut à huit mois. Cœur volumineux. Transposition d'origine de l'aorte et de l'art. pulmonaire.

Ogier Ward. Path. Transact. vol. III, 1851-51. p. 63. Cyanose congénitale. Bruits du cœur normaux, mort à dix-huit mois. Inversion de l'origine de l'aorte et de l'art. pulmonaire. Canal artériel perméable, ainsi que le trou ovale. L'abouchement des veines dans les oreillettes est normal.

On trouve dans le mémoire de Peacock (Patholog. transactions 1860), la description d'un cœur qui existe au Musée de l'Hôpital Saint-Thomas (p. 25). C'est le cœur d'un enfant de huit à dix ans. Il y a deux ventricules, mais l'orifice auriculo-ventriculaire droit est fermé. Le sang veineux ne passait à gauche que par le trou ovale. Le ventricule est unique avec un rudiment de cloison : les deux artères auquel il donne naissance sont transposées.

Dans un cas rapporté d'après le Dr Hess, l'enfant mourut à huit mois sans avoir été cyanosé. Les deux oreillettes complètement séparées, s'ouvraient dans le ventricule gauche. Celui-ci donne naissance à l'art. pulmonaire. Le ventricule droit, rudimentaire donne naissance à l'aorte, et il communique avec le gauche par une ouverture de 22 millim. 5. de diamètre. Le canal artériel était probablement perméable.

Peacock a vu le cœur d'un enfant, mort cyanotique, à l'âge de onze mois. Le cœur volumineux donnait naissance à l'art. pulmonaire par l'infundibulum du ventricule droit. L'aorte naissait en partie du sinus du ventricule droit, et communiquait avec le ventricule gauche par un orifice situé à la base de la cloison. L'aorte passait à droite au-dessus de la branche droite, et donnait naissance à quatre branches. Aucune trace de canal artériel.

Heine (Canstatt's Jahresbericht, 1861. t. III, p. 201) rapporte le cas d'un enfant mort à l'âge de trois jours, et dont le cœur présentait les particularités suivantes : oblitération de l'artère pulmonaire, naissance de l'aorte dans le ventricule droit, persistance du trou de Botal et du canal artériel ; communication interventriculaire.

L'auteur repousse dans ses conclusions les idées de M. Meyer de Zurich, qui prétend comme nous allons le voir, que l'oblitération et le rétrécissement de l'art. pulmonaire étaient un produit pathologique. Pour M. Heine, le phénomène primitif, serait l'origine anomale de l'aorte, et c'est là ce qui aurait amené la persistance des onvertures, etc.

J. Cockle, (Medico-chirurgic. transact. vol. XLVI, 1863, p. 193, avec planches), a publié un mémoire sur une observation personnelle de transposition des gros vaisseaux du cœur, qu'il a fait suivre d'une statistique des cas analogues au sien qu'il a trouvés dans la littérature.

L'enfant mourut au bout de deux ans et quatre mois, après avoir présenté depuis son troisième mois de la cyanose, de la dyspnée, etc. L'impulsion cardiaque était forte; les bruits du cœur étaient normaux. Avant la mort, apparition de pétéchies. L'aorte naît du ventricule droit, et donne naissance à ses branches ordinaires. L'art. pulmonaire naît du ventricule gauche. Elle est, comme dans l'observation de Heine, sur le même plan que l'aorte. Le canal artériel est oblitéré, mais le trou ovale largement ouvert. La cloison ventriculaire est complète. La seule communication possible entre les deux côtés du cœur se faisait à travers le trou ovale.

Quant à sa statistique, il l'a disposée en trois séries, commençant par les cas les plus complexes, et se terminant par ceux dans lesquels la transposition vasculaire était associée aux plus petites déviations des conditions normales du cœur.

La première série renferme les cas dans lesquels la transposition des vaisseaux est accompagnée d'un arrêt de développement et d'origine anormale des troncs des grosses artères; de changements de structure des divers orifices du cœur, absence de la cloison ventriculaire, transposition des ventricules et de leurs valvules. Il en rappelle 27 cas ; (nous ne citerons pas les auteurs, ce sont les mêmes que ceux dont nous avons présenté l'analyse).

La deuxième série comprend les cas dans lesquels la transposition des vaisseaux est associée à une double communication, par le trou ovale et par le canal artériel. (12 cas.)

La troisième série contient les quelques exemples dans lesquels la transposition des vaisseaux se rencontre avec une simple conservation du trou ovale. (4 cas.)

Le Dr H. Meyer de Zurich (*Arch. fur pathol. Anatomie und Physiologie von R. Virchow*, Berlin, 1857; B. 12, p. 364) a publié un mémoire en deux parties ; la première sur la transposition des gros troncs artériels qui sortent du cœur, la deuxième sur l'étroitesse ou l'obstruction congénitale de l'artère pulmonaire.

Dans la première partie, il décrit un cas personnel de transposition artérielle. L'enfant avait vécu cyanosé quatre semaines. L'aorte naissant du ventricule droit a une forte courbure à gauche et en arrière et sa crosse était appliquée comme d'habitude sur le pédicule du poumon gauche. Le ventricule droit avait l'aspect et la force d'un ventricule gauche, et inversement. Trou de Botal et canal artériel conservés.

Il cite ensuite neuf auteurs qui ont vu des cas semblables à celui-là, et dans lesquels la cloison interventriculaire était complète. D'après quelques considérations physiologiques, il conclut que la transposition des troncs artériels est la cause de la persistance du trou de Botal et du canal artériel.

Six autres auteurs ont vu avec cette inversion, la cloison interventriculaire incomplète. Mais ici M. Meyer prétend que l'ouverture de la cloison interventriculaire ne dépend pas de la transposition des troncs artériels, « puisque dans beaucoup de cas elle n'existe point, et que l'on en a vu des exemples en dehors de toute transposition vasculaire. C'est donc une simple coïncidence. »

Dans la deuxième partie, M. Meyer décrit le cœur d'une petite fille morte à 11 ans et demi, après avoir toujours été cyanosée.

Le canal artériel est fermé au milieu. Les deux cavités gauches sont excessivement petites et leurs parois d'une minceur extrême. L'artère pulmonaire extrêmement étroite naît de l'infundibulum du ventricule droit, mais elle ne recouvre pas l'aorte en avant. Les deux oreillettes communiquent ainsi que les ventricules : au-dessus de l'ouverture de communication interventriculaire se fait l'origine de l'aorte.

Voici un aperçu des considérations de Meyer, sur ce fait, et les 82 faits analogues qu'il dit avoir retrouvés dans la bibliographie. Dans toutes ces observations, il y aurait eu selon lui une maladie du cœur à la période fœtale soit de l'infundibulum, soit des valvules de l'artère pulmonaire. « Dans l'ouverture interventriculaire nous reconnaissons un arrêt de développement. Au contraire, dans l'état de l'infundibulum et de l'artère pulmonaire, nous voyons le résultat d'une maladie. En effet, nous trouvons là le cône artériel détaché, séparé du sommet de son ventricule, par une masse solide, celluleuse, qui ne permet qu'une communication très-étroite entre le cône artériel (infundibulum) et le ventricule. On peut conclure que ce rétrécissement a été produit par un exsudat plastique résultant soit d'une endocardite, soit d'une myocardite. Nous sommes confirmé dans cette conclusion par la connaissance d'un cas rapporté par Dittrich : chez un adulte d'ailleurs bien portant, il s'était produit une semblable séparation de l'infundibulum d'avec le ventricule droit par suite d'une action traumatique, (coup de pied de cheval sur le sternum).

« Dorsch, dans sa dissertation (Erlangen 1855), s'est déjà servi de ce fait pour expliquer quelques malformations de l'infundibulum analogues à la nôtre, que l'on trouve réunies dans la collection d'Erlangen : il conclut qu'elles sont dues à une myocardite qui aurait existé pendant la vie utérine. »

Et plus loin : « Dans les malformations que nous étudions, la persistance de l'ouverture du trou de Botal s'explique par le cours du sang. En effet, à chaque contraction cardiaque, le sang contenu dans le ventricule droit ne peut pas s'échapper entièrement, en sorte qu'il se fait un reflux, dans l'oreillette droite. Dans cette oreillette, le san se trouve alors soumis à une pression intense qui le fa s'écouler par le trou de Botal dans l'oreillette opposée.

Dans les cas où malgré cette cause, le trou de Bot était oblitéré, il y avait des causes compensatrices, tell que l'abouchement de la moitié de la lumière de l'aor dans le ventricule droit (pendant que l'autre moitié na du ventricule gauche), ce qui facilite la sortie du sang hor du ventricule droit.

Quant au canal artériel, la persistance de sa perméabi lité est déterminée par l'atélectasie pulmonaire du fœtu Cette atélectasie ne permettant pas l'abord dans le poumo d'une grande quantité de sang, celui-ci reflue et passe d l'artère pulmonaire dans l'aorte. Mais quand il n'est lanc vers le poumon que peu de sang (lors du rétrécissemen de l'artère pulmonaire), il n'y a pas de raison pour que c sang reflue, et par conséquent pour que le canal artéri persiste. Donc : l'occlusion du canal artériel est le résulta de l'étroitesse du tronc artériel pulmonaire. »

Nous nous associons à ces théories physiologiques; mai ce que nous ne pouvons admettre, pas plus que le Dr Heine ce sont les conclusions de M. Meyer : « Dans tous les ca où il existe un état incomplet de la cloison interventricu-laire, et en même temps une étroitesse ou une oblitératio de l'artère pulmonaire, cette dernière est toujours le phé-nomène initial ; et quand elle existe, elle a pour résultat non-seulement cet état défectueux de la cloison interven-triculaire, mais encore toutes les anomalies concomitantes à savoir celles qui se rattachent à l'origine de l'aorte, au trou de Botal, au canal artériel et aux artères bron-chiques. »

Nous arrivons enfin à la monographie de M. de Roki-tansky. Cet ouvrage considérable ne prête pas facilemen à l'analyse ; et tout en regrettant de ne pouvoir, sous peine d'allonger indéfiniment notre travail, donner la traduction de passages nombreux, nous sommes obligé de nous réduire aux indications les plus importantes (1).

La première partie du volume est consacrée à rapporter des observations détaillées de défectuosités des cloisons intra-cardiaques.

Au reste ses subdivisions secondaires diffèrent peu de celles que nous avons déjà énumérées. Seulement il prétend que « dans beaucoup de cas il a trouvé des traces d'endocardite et d'inflammations valvulaires. » Dans la deuxième partie, l'auteur étudie la constitution normale des cloisons intra-cardiaques, d'après Thurnam, Hauska, Luschka, Reinhardt etc.; puis le développement du cœur et des cloisons chez le poulet et chez l'homme, d'après Lindes (2), Bœr, Ecker, etc...

Passant ensuite à l'étude des transpositions, il s'exprime ainsi : « Comme la situation du septum ventriculaire dépend de la situation du septum du tronc artériel, on ne peut comprendre les transpositions qu'en admettant des anomalies de situation du septum du tronc artériel. »

Bien que notre étude n'ait pas porté sur les valvules des vaisseaux transposés, nous ne voulons pas omettre ce qu'en dit M. de Rokitansky : « Quand les troncs vasculaires transposés sont l'un derrière l'autre, le type normal du groupement des valvules est conservé : l'artère pulmonaire placée en arrière a une valvule postérieure, une droite et une gauche, l'aorte placée en avant a une valvule antérieure, une droite et une gauche. Mais quand les vaisseaux sont situés l'un à côté de l'autre, l'aorte étant à droite, par exemple, possède une valvule antérieure, une postérieure et une droite, l'artère pulmonaire placée à gauche possède une valvule antérieure, une postérieure et

(1) Nous publierons plus tard une analyse complète de cet ouvrage.
(2) Beitrag zur Entwickelungsgeschichte des Herzens, Dorpat, 1865.

une gauche. Le groupement des valvules dépend par conséquent d'une façon intime de la situation du septum du tronc artériel et de son mode d'insertion. »

Les ouvertures existant dans la cloison interventriculaire présentent de nombreuses variétés de siége et de grandeur. D'après l'auteur que nous analysons, très-rares au centre du septum, elles sont fréquentes à sa partie supérieure, soit en avant, soit en arrière, mais n'atteindraient que rarement la pars membranacea. Il admet que le manque du septum antérieur correspondant à la séparation des deux troncs artériels, et que le manque du septum postérieur correspondant à la cloison interauriculaire n'ont pas forcément une relation avec des défectuosités de ces parties. Cependant, en général, avec la cloison interauriculaire incomplète coïncide une ouverture dans la partie postérieure du septum ventriculaire, et avec un tronc artériel commun non cloisonné, coïncide une ouverture dans la partie antérieure du septum ventriculaire. Quant à l'atrésie ou à la sténose de l'artère pulmonaire, M. de Rokitansky, bien qu'admettant la fréquence de l'endocardite du cœur droit chez le fœtus, est plutôt porté à mettre ces anomalies de calibre sur le compte d'une segmentation vicieuse du bulbe, mais cela seulement dans les cas de transposition des vaisseaux. Du reste, quand c'est l'origine de l'aorte qui est rétrécie comme dans le cas de Rauchfuss (1), on est encore plus autorisé à songer à une implantation défectueuse du septum du bulbe.

On voit aussi, mais plus rarement, des défectuosités dans des cloisons anomales : « La cloison anomale consiste en ceci, qu'il n'existe qu'un septum antérieur, séparant les ouvertures des deux troncs artériels, puis de là descendant vers la pointe du cœur, en divisant la cavité

(1) Petersb. med. Zeitsch., Bd. VI.

ventriculaire en deux loges inégales. Et bien on rencontre parfois une défectuosité dans ce septum appelé anomal parce qu'il n'est que partiel, le postérieur manque. » On ne saurait attribuer qu'à un défaut de développement ces perforations dont le rôle nous est parfaitement inconnu. Il est extrêmement rare de rencontrer un septum anomal constitué par la partie postérieure du septum ventriculaire. M. de Rokitansky n'en connaît que trois cas.

Pour en revenir à la perforation siégeant au niveau de la pars membranacea, M. de Rokitansky prétend qu'elle est exceptionnelle comme anomalie de structure, mais qu'elle se rencontre comme lésion pathologique acquise, à tous les âges. Il en rapporte six cas, ayant trait à des sujets de 27 à 74 ans. Dans tous ces cas, outre des lésions de divers organes, il y avait de la péricardite, et surtout de l'endocardite avec lésions valvulaires etc. ; d'ailleurs l'ouverture interventriculaire présentait des caractères de déchirure ou d'ulcération. On pouvait voir que la perforation allait de gauche à droite. C'est ce qui a été décrit sous le nom d'anévrysme de la partie membraneuse de la cloison des ventricules. (Peacock, Thurnam, Pereira. Hare, Reinhardt, Lambl).

Les défectuosités de la cloison interauriculaire peuvent être rangées en deux catégories : 1° Celles qui consistent en une absence complète de cloison, et celles qui consisten en un arrêt de développement, la cloison n'étant représentée que par une demi-lune à convexité postérieure, et n'arrivant pas jusqu'au septum ventriculaire ; 2° celles qui consistent en manque de substance entre les divers faisceaux musculaires que nous avons vus se développer chez l'embryon. Mais dans ce cas, la cloison auriculaire est complète, au moins quant à ses insertions, et elle descend jusqu'au septum ventriculaire, comme à l'état normal.

Nous avons vu que les auteurs qui ont traité notre suj ont depuis longtemps établi des classifications de plus e plus compliquées parmi les anomalies cardiaques : ell se ressemblent toutes. Celle de M. de Rokitansky que vais rapporter a été conçue à un point de vue plus spéci et plus restreint.

I. Défectuosités (1) de la cloison interventriculaire.

A. Manque complet.

B. Manque de la cloison postérieure.

C. Manque de la cloison antérieure.

1. Manque complet de la cloison antérieure.

2. manque de la partie postérieure de la cloison antérieure.

a. Manque avec situation anormale des vaisseaux artériels.

a. Avec calibre normal des vaisseaux artériels.

b. Avec sténose ou atrésie de l'altère pulmonaire.

b. Manque avec situation normale des vaisseaux artériels.

3. Manque dans la partie antérieure de la cloison antérieure.

D. Manque dans d'autres endroits non habituels.

E. Défectuosités dans des cloisons anormales.

Telle est la plus récente des classifications : on voit que l'auteur y a fait une part bien moins large à l'importance des défectuosités concomitantes, (canal artériel, trou de Botal etc.) qu'à la description minutieuse du siége de l'ouverture de communication. Il y a été conduit par une étude approfondie de plusieurs pièces anatomiques. Au contraire les divisions antérieures (Cruveilhier, Deguise, Pize) ne faisaient mention que des défectuosités parallèles

(1) Je traduis ainsi le mot allemand ou plutôt latin : Defect, qui indique le manque, l'absence.

des autres parties du centre de la circulation. Ces deux modes de concevoir le sujet ont du bon ; mais le second est, pour nous, compris dans un sens plus philosophique. Nous les adoptons également l'un et l'autre, après avoir fait toutefois, une division plus générale en : manque de cloisonnement du bulbe aortique, et cloisonnement défectueux. Notre division nous semble justifiée par la double série d'observations que nous avons rapportées. Et nous n'insisterons pas davantage sur ce point, persuadé que l'examen des faits et des considérations qui constituent notre travail, suffit pour faire comprendre d'une manière satisfaisante la pathogénie des anomalies intracardiaques.

Nous n'énumérerons que pour mention quelques autres théories, dont une des plus anciennes est celle de Meckel, soutenue par Wagner et Ecker. Aux périodes primitives du développement de l'œuf, l'aorte est située plus à droite que sur un fœtus plus avancé. Meckel suppose donc que l'arrêt et le déplacement de la cloison sont des défauts primitifs, et que le sang trouvant une voie libre du ventricule droit dans l'aorte, l'orifice pulmonaire se rétrécit consécutivement.

Rindfleisch donne une explication bien mécanique et qui peut paraître singulière (1). Se fondant sur la forme spiroïde que prend un jet de liquide chassé avec force à travers un tube élastique à section étroite, il admet que la position relative des artères sortant du cœur, dépendra du sens suivant lequel sera dirigée la spire sanguine lancée par le cœur, et enfin la direction vicieuse du cœur déterminerait l'inversion des autres organes du corps. Si l'on se reporte à ce que nous avons dit du rôle du cœur dans la formation des artères, d'après Serres et I. Geoffroy St-

(1) Nous avouons du reste qu'à notre avis elle pêche par la clarté dans l'original.

Hilaire, on verra ce qu'il faut penser de cette explication.

Turner (British and foreign med. chir. Review, vol. XXX. July to oct. 1862, p. 173. and 461) attribue selon la doctrine de Baer, la transposition du cœur au rapport de l'embryon avec le vitellus. Dans l'examen de plusieurs centaines de cœurs de poulets, de Baer en a vu seulement un dans lequel le côté droit de l'embryon était tourné vers le vitellus, et dans ce cas, le cœur était transposé du côté droit. Allen Thompson a également vu dans une seule occasion, que l'embryon reposait sur son côté droit, et que dans ce cas, il y avait transposition du cœur et des vaisseaux. Il en résulte donc que lorsque la rotation de l'embryon se fait sur le côté droit au lieu de se faire sur le côté gauche, comme à l'ordinaire, il y aura par suite une transposition du cœur. La division de Turner diffère peu de celles qui l'ont précédée. Cependant il fait jouer un certain rôle aux arcs aortiques dans un cas observé par le Dr Gray : chez un fœtus deux artères naissaient de la base du cœur ; l'une, l'aorte, montait à droite, et après un court trajet se divisait en sous-clavière et carotide droite et carotide gauche. L'autre, l'art. pulm. donnait une branche à chaque poumon, puis la sous-clavière gauche, et descendait pour constituer l'aorte descendante. L'examen du schéma de Baer sur l'évolution des arcs vasculaires rend un compte exact de cette anomalie.

N. Chevers (Gaz. med. de Londres 1846 et 1847, t. XXXVIII, p, 276) et Peacock, (loco cit.) ne disent rien qui mérite une mention nouvelle après tout ce que nous venons d'exposer.

Quant à l'endocardite existant chez le fœtus ou le nouveau-né, elle ne peut être niée d'une façon absolue, car on en trouve des exemples incontestables, notamment dans les Bulletins de la société anatomique. Cependant elle est rare, de l'avis de la plupart des auteurs. M. Parrot qui a une grande autorité en cette matière nous a assuré n'en avoir que très-rarement rencontré. Comme il l'a démontré dans un mémoire publié dans les *Archives de Physiologie*, (1874), ce que l'on a fréquemment pris pour des traces d'endocardite, était dû à un processus tout différent de l'inflammation (hémato-nodules) (1).

En l'absence de toute autre raison, devons-nous adopter la doctrine de Darwin? Dans l'état actuel de la science, est-il permis de considérer certains arrêts de développement du cœur comme dus au retour à un type antérieur des êtres, c'est-à-dire à l'atavisme?

Cette opinion dont nous ne voudrions pas assumer la responsabilité nous paraît, d'après la lecture de leurs livres, et comme on peut le voir par les extraits que nous en avons rapportés, avoir été celle de Serres, de Coste, d'I. Geoffroy Saint-Hilaire, etc.

Toutefois, acceptable pour quelques cas (cœur simple, cœur à deux cavités, cœur à trois cavités, aorte double etc.), elle ne l'est pas pour beaucoup d'autres, c'est-à-dire pour la plupart des cas de notre seconde catégorie où l'inversion des troncs artériels s'accompagne de telles anomalies, que les cœurs ainsi constitués n'ont leur analogue dans aucun représentant de la série animale.

N'ayant à considérer ici que les vices de structure intracardiaque, nous ne parlerons point des déplacements du cœur (V. d'après Peacock les ectopies intra et extra-thoraciques) ni des anomalies de structure consistant en inversion complète du cœur et des autres organes, cœurs à une seule cavité, cœur double (2), cœur incomplètement réuni, aorte double, etc. (confirmation de la théorie de Serres).

(1) Beau-Verdeney, Th. Paris, 1874.

(2) Pour ce qui est de l'état du cœur chez les individus adhérents deux à deux, nous renvoyons à l'ouvrage de Serres (loc. cit.).

Un cas est mentionné par Bertin (1), dans lequel l'aorte naissait par un tronc unique, puis se divisait en deux branches qui se réunissaient de nouveau pour former l'aorte descendante. M. Bouillaud rapporte un cas analogue (2). L'artère pulmonaire peut aussi naître par deux racines distinctes, comme dans le cas de Kerkring (3).

Au sujet de la transposition complète du cœur et des autres organes splanchniques nous ne dirons que quelques mots. Ces cas ne sont pas absolument rares. Il en a été rapporté des exemples par Schultze (4), par M. Vulpian (5), par M. Beaunis (6) qui rejette l'hypothèse de Virchow et de Serres adoptée par M. Dareste (hétérotaxie). Dans le cas de Virchow il y avait transposition complète de tous les viscères thoraciques et abdominaux, avec une implantation vicieuse et thrombose du placenta, brièveté du cordon, etc. Ces auteurs supposent que l'implantation vicieuse du placenta a une influence sur la situation et la direction du cordon ombilical. Or, cette anomalie de direction des veines ombilicales peut être cause d'une transposition du foie, lequel à son tour peut tenir sous sa dépendance la transposition consécutive de tous les autres organes. M. Beaunis, au contraire, se rattache à la théorie de Baer, il pense que la situation des viscères est liée à la position de l'embryon par rapport au vitellus.

Enfin trois nouveaux cas de transposition complète des viscères ont été rapportés dans la revue de M. Hayem (7).

(1) Maladies du cœur. 1824, p. 433.
(2) Archives gén. de méd., 4e série, t. XV, 1847, p. 248.
(3) Anatomie, Amsterdam, 1670, obs. LXIX.
(4) Canstatt's Jahresbericht, 1861, t. IV, p. 19.
(5) Soc. de Biologie, 1853, p. 133.
(6) Revue médicale de l'Est, janvier et février 1874
(7) Revue de M. Hayem. 1873, t. II, p. 646.

Nous nous arrêterons ici sans étudier la symptomatologie, le diagnostic, le pronostic et le traitement des anomalies cardiaques. La thèse déjà citée de mon ami Guillon contient à ce point de vue des indications suffisantes, et que nous ne voulons pas reproduire.

Au reste, si le diagnostic d'anomalie cardiaque peut-être posé chez le nouveau-né, il sera déjà bien difficile chez l'adulte, chez qui on pourra avoir affaire à une lésion pathologique acquise depuis un temps relativement récent ; enfin devant un cas d'anomalie, il sera à peu près impossible d'en reconnaître l'espèce. Quoi qu'il en soit, une fois le diagnostic posé d'après des symptômes incontestables, la gravité du pronostic ne saurait, hélas ! être avantageusement contrebalancée par l'action d'aucun moyen thérapeutique.

A. PARENT, imprimeur de la Faculté de Médecine, rue Mr-le-Prince, 31

www.ingramcontent.com/pod-product-compliance
Ingram Content Group UK Ltd.
Pitfield, Milton Keynes, MK11 3LW, UK
UKHW020205200726
13856UKWH00003B/1209